病理学PBL教程

（第二版）

（供医学相关类专业用）

主 编 姜希娟 戴建国
主 审 范英昌

U0308444

中国中医药出版社

·北 京·

图书在版编目（CIP）数据

病理学 PBL 教程／姜希娟，戴建国主编 . --2 版 . --北京：中国中医药出版社，2020.4
ISBN 978-7-5132-6140-1

Ⅰ.①病… Ⅱ.①姜… ②戴… Ⅲ.①病理学-中医学院-教材 Ⅳ.①R36

中国版本图书馆 CIP 数据核字（2020）第 033230 号

中国中医药出版社出版

北京经济技术开发区科创十三街 31 号院二区 8 号楼
邮政编码　100176
传真　010-64405750
河北品睿印刷有限公司印刷
各地新华书店经销

开本 787×1092　1/16　印张 10.25　字数 228 千字
2020 年 4 月第 2 版　2020 年 4 月第 1 次印刷
书号　ISBN 978-7-5132-6140-1

定价　39.00 元
网址　www.cptcm.com

社 长 热 线　010-64405720
购 书 热 线　010-89535836
维 权 打 假　010-64405753

微信服务号　zgzyycbs

微商城网址　https：//kdt. im/LIdUGr
官 方 微 博　http：//e. weibo. com/cptcm
天猫旗舰店网址　https：//zgzyycbs. tmall. com

如有印装质量问题请与本社出版部联系（010-64405510）

《病理学PBL教程》（第二版）编委会

主　编　姜希娟　戴建国

主　审　范英昌

副主编　郭茂娟　彭忠异　郭军鹏　应小平　苗宇船　王晓敏

编　委（以姓氏笔画为序）

于　丹（辽宁中医药大学）　　　　王洋振（石城县人民医院）

王晓敏（江西中医药大学）　　　　方　艳（陕西中医药大学）

石安华（云南中医药大学）　　　　代巧妹（黑龙江中医药大学）

刘　杨（山西中医药大学）　　　　杜月光（浙江中医药大学）

李长天（甘肃中医药大学）　　　　李虎虎（天津中医药大学）

李姝玉（北京中医药大学）　　　　李能莲（甘肃中医药大学）

何彦丽（广州中医药大学）　　　　何婷婷（广西中医药大学）

应小平（陕西中医药大学）　　　　陈　倩（山东中医药大学）

苗宇船（山西中医药大学）　　　　苑光军（黑龙江中医药大学）

易　华（广州中医药大学）　　　　周晓红（河北中医学院）

赵婷秀（广州中医药大学）　　　　施　旻（江西中医药大学）

姜希娟（天津中医药大学）　　　　索艳荣（赣州市人民医院）

夏　雷（山东中医药大学）　　　　高爱社（河南中医药大学）

高维娟（河北中医学院）　　　　　郭军鹏（长春中医药大学）

郭茂娟（天津中医药大学）　　　　唐　群（湖南中医药大学）

彭忠异（广西中医药大学）　　　　熊　凡（湖北中医药大学）

戴建国（南京中医药大学）

秘　书　李虎虎（天津中医药大学）

前　言

　　病理学是研究人体疾病的发生原因、发生机制，以及疾病过程中机体出现的形态结构、功能代谢变化和病变发展与转化规律的一门学科，是沟通基础医学与临床医学之间的"桥梁课"。PBL 医学教学是以问题为基础，以学生为主体，以教师（tutor）为引导，围绕某一具体病例的诊疗所涉及的基础医学和临床医学问题进行讨论式学习的过程。由此可见，病理学的学科特点决定了其非常适合采用 PBL 法教学。

　　《病理学 PBL 教程》从面世到完善：PBL 教学法的突出特点之一，是以问题为中心，通过与真实的临床病例相匹配，以顺利实现教学目的。有鉴于此，范英昌教授携全国 17 所兄弟院校的同仁，以真实临床病例为基础，于 2013 年编写了《病理学 PBL 教程》，实现了中医药院校西医基础病理学 PBL 教材零的突破，在病理学教学中发挥了重要作用。近年来，随着 PBL 教学法的不断完善与进步，对相关教材亦提出了更高的要求，而第一版难免也有不尽如人意之处。因此，在前辈的指导下，我们与兄弟院校同仁通力合作，将原有案例打磨，以提升质量，优化形式，推出第二版《病理学 PBL 教程》。与第一版相比，第二版具有以下几个突出特点：①数字教材与纸质教材同步呈现：由于纸质教材篇幅受限，复杂、完整病例的实用性受到限制。因此，我们将全部完整案例以数字教材形式呈现，而纸质案例则是完整案例与压缩案例并存，既包括规范完整的案例形式，也包括简易精练的案例形式，以满足不同的教学需求；②完整案例以"三幕式"呈现，完整案例分为就诊、临床检查和治疗（包含尸检）三幕，层层递进，问题也随着诊疗进展逐步展开，以利于提高学生的临床实践能力，与患者临床就医及大夫接诊程序相一致；③将案例的真实、规范与合理相统一：将案例所涉及的临床检测参考值从案例中提出，按照临床真实检测的化验单为分类标准列于附录当中，既使案例简洁整齐，又强化了学生对临床检测指标类别的认知。因此，站在前辈的肩膀上继续努力，修订了第一版的小瑕疵和不当之处，相信第二版较第一版在质量和形式上有了大的提升。

病理学 PBL 教学对学生的要求：PBL 教学法的另一突出特点是以学生为中心。正因如此，对学生有如下要求：学生必须对自己的学习负责而主动学习，摒弃不劳而获的心理；要建立自信，只要我想做，一定能做到；要善于接受批评；要有责任感，包括按时完成指定的作业，主动并鼓励他人参与讨论，聆听他人的意见；于适当时候表达自己的观点。最终使学生真正成为学习的中心和主角，以达到教育的最终目标。

病理学 PBL 教学对教师的要求：在 PBL 教学法中，教师由传统教学中的主角转化为起辅助作用的配角。教师态度的转变是所有转变的前提和难点，在教学中把学生置于中心位置，教师则需要在案例的收集整理、结合教学目标提出问题等方面发挥关键作用，这恰恰是 PBL 教学成败的关键。本教材的案例和需要讨论的问题，出自全国 20 多所兄弟院校的骨干教师及临床医生所组成的团队之手，经过反复打磨和研讨，不仅编写了 PBL 教学所依赖的教材，也培养了 PBL 教学的师资队伍。

总之，将 PBL 教学理念植入师生心中，将临床经典案例与兄弟院校资深教师的经验凝集于教材当中，为顺利实施基础与临床的衔接提供有益的参考。《病理学 PBL 教程》可作为病理学及临床相关课程的配套教材，以此为蓝本可延伸出多种形式的教学模式，诸如讨论式教学、案例式教学等，为早临床、多临床的教学理念提供教材的支撑。尽管如此，教师可以在教学过程中继续提出新的问题并完善问题，开展跨学科集体备课，以便在教学中当好导航者，最终实现从授之以鱼到授之以渔的转变。教材出版后，需要在实践中不断完善，诚恳地希望广大中医药院校的师生及读者在教学实践中对本教材提出宝贵意见，以便我们在修订时及时改正，不断提高教材质量。

《病理学 PBL 教程》（第二版）编委会

2019 年 11 月 16 日于天津

目 录

第一章　细胞组织的适应损伤和修复 ▷▷▷▷

病例一

第一幕

患者，男，23 岁，农民。

主诉：外伤致左小腿肿痛 2 天，高热 1 天。

现病史：患者于 3 天前与本村张某打架时，被其用棍棒猛击左小腿后侧腓肠肌处，当时该处皮肤略有损伤。2 天前，小腿逐渐出现肿胀、发红、发热、疼痛难忍，于 1 天前患者体温升高，最高达 39.5 ℃，遂急诊入院。

既往史：既往体健。

讨论：

　1. 患者小腿腓肠肌受损后，其局部组织可能发生了哪些类型的损伤？

　2. 根据患者左小腿受伤局部表现，推测该处可能发生了什么病变？

第二幕

治疗经过：入院后，经大量抗生素治疗，未见好转。外伤后第 4 天，左下肢高度肿胀并下达足背，最大周径为 48 cm，疼痛加剧，在皮肤裂口处流出暗红色血水；第 6 天，左足踇趾呈乌黑色；第 10 天，黑色达足背，与正常组织分界不清。遂行左下肢截肢术。

讨论：

　1. 根据以上信息，给出你的初步诊断及诊断依据。

　2. 试推测患者左小腿腓肠肌受伤后病变是如何演变的？

　3. 根据颜色变化，提示左下肢可能发生了哪种病变，初步推测其与正常组织分界不清的原因？

　4. 患者为何需行"下肢截肢术"？若不截肢，可能出现什么后果？

第三幕

病理学检查：手术切除的左下肢标本，高度肿胀，乌黑色；纵行剖开血管后，见动、静脉管腔内均有暗红与灰白相间的固体物阻塞，长约 10 cm，与管壁黏着，镜检为混合血栓。在黑色与较正常组织交界处取材，镜下见：部分骨骼肌细胞肿胀，胞质内可见淡红色颗粒；部分骨骼肌细胞结构不清，仅见组织轮廓。

讨论：

1. 根据镜下描述，明确足部发生了什么病变？简述其病变特点。
2. 试分析该病例患者左小腿腓肠肌受伤引起左下肢发黑的原因和机制。
3. 若外力打击在机体脂肪组织较多的部位，会产生什么后果？
4. 根据病理检查发现动静脉管腔内均有混合血栓，判断患者肢体发黑与正常组织分界不清是否存在关联？这与你在第二幕的分析结果是否一致？
5. 若血栓阻塞血管类型发生改变，在哪种情况下，上述病变可与正常组织分界清晰？

病例二

第一幕

患者，男，71 岁。

主诉：反复心前区疼痛 10 年，持续性疼痛 1 小时后死亡（家属代诉）。

现病史：患者因劳累后突发心前区剧痛，呈刀割样，疼痛向左肩、左上肢放射，伴胸闷、憋气、大汗淋漓、意识丧失，于 2005 年 2 月急诊入院，诊断为"急性下壁心肌梗死"，住院 1 个月后好转出院，治疗经过不详。近 10 年来，患者在劳累及情绪变化时反复出现心前区疼痛，舌下含服硝酸甘油类药物 1~2 分钟后症状可缓解。2015 年 2 月 22 日凌晨睡眠时，无明显诱因突发胸闷、憋气，心前区剧痛，向左肩、左上肢放射，面色苍白，伴全身出冷汗，无恶心、呕吐、发热、咳嗽等症，自服硝酸甘油 2 次，症状无缓解，未能及时送至医院抢救，发病 1 小时后，死于家中。

既往史：高血压病史 20 余年，最高血压 220/110 mmHg；高脂血症 15 年，均未系统治疗。

家族史及药物过敏史：否认糖尿病、肝炎、结核病等病史及药物过敏史。

讨论：

1. 若患者因急性心肌梗死而死亡当即进行尸检，受累心肌的细胞核可见哪些改变？
2. 若现在尸检，在患者 10 年前罹患心肌梗死的部位可见何种组织学改变？
3. 初步推测患者的主要死因。
4. 试分析该患者病情发展的变化过程及病情突然恶化的原因。
5. 根据你查阅的相关资料，分析适应性改变、变性与坏死三者之间的关系。

第二幕

尸检摘要：老年男尸，身长 170 cm，体重 83 kg，双眼睑结膜可见数个针头大小淤点，双踝部凹陷性水肿（+）。

心脏：全心重 450 g，左室壁增厚达 2.0 cm，冠状动脉有散在的粥样硬化性斑块，以左冠状动脉前降支最为明显，其内可见血栓，周围心肌组织呈土黄色、干燥、失去正常光泽、质较硬，心肌结构较模糊，其中散在点状出血，左室下壁处可见瘢痕组织。镜检：左心室前壁、室间隔前 2/3 处可见部分心肌细胞核消失、胞质红染；部分区域心肌细胞轮廓仍可见，间质有红细胞漏出。左室下壁处心肌细胞数量减少，代之以纤维结缔组织增生。其他区域的部分心肌细胞肥大，核大、深染；部分心肌细胞纤细，核小、色深，间质纤维结缔组织增生。

肝脏：肝重 1600 g，色泽稍黄，边缘变钝，切面油腻，质软。镜下见大量肝细胞脂肪变性，以小叶中心部分最为严重。

肾脏：大小正常，右肾表面可见一个灰白色不规则病灶，切面呈楔形，底朝包膜，尖端指向肾门，周围暗红色。镜检：病灶处组织仍可见肾小球、肾小管轮廓，但大部分组织细胞核消失，边缘区充血、出血，有淋巴细胞浸润，周围肾小管内可见多处蛋白管型。

动脉：大、中动脉有明显的粥样硬化性斑块，呈散在分布，以腹主动脉后壁最为严重；升主动脉可见斑块表面破裂，有附着血栓。镜下斑块中可见胆固醇结晶、泡沫细胞、粥样坏死物及无定形的钙盐沉积。

脑：脑重 1290 g，脑沟轻度加宽加深，脑回变窄，左内囊基底节区见一 1.5 cm× 1.0 cm 区域的脑组织切面呈微囊筛状。镜下：微囊筛状区域的组织疏松，神经细胞消失，胶质细胞增生，淋巴细胞浸润，血管内有微血栓形成；微囊筛状周围区域的脑组织神经细胞数量减少，间质胶质细胞增生。

肺：双肺轻度增大，切面暗红色，挤之有泡沫状液体流出。镜下：肺泡间隔毛细血管扩张淤血，肺泡腔内充有淡红色物质、红细胞及单核细胞，后者胞质内含棕黄色含铁血黄素颗粒。

讨论：

1. 根据尸检心脏、肝脏和肾脏的病变描述，说明上述器官分别存在哪些病变？
2. 结合病例，分析组织细胞的适应性改变有哪些类型，各有哪些病理特征？
3. 结合病例，分析组织细胞的变性有哪几种类型，分别有哪些病理特征？
4. 结合病例，分析组织细胞的坏死有哪些类型，各自有哪些病理特征，并解释坏死的结局。

病例三

第一幕

患者，男，53 岁，农民。

主诉：乏力、腹胀、食欲减退 3 个月，加重 10 天，黄疸 5 天。

现病史：患者于 3 个月前无明显诱因出现全身乏力，伴饭后腹胀及食欲减退，无恶心、呕吐、呕血及黑便。10 天前，曾醉酒，次日起床时感乏力、食欲减退症状加重，自服感冒药，病情未见好转。5 天前，患者皮肤及巩膜逐渐变黄，遂来我院就诊。

既往史： 饮酒 30 余年，每日饮白酒至少 200 mL。吸烟 20 余年，每日约 30 支。既往无肝炎及结核病等传染病病史。

家族史： 无高血压、心脏病等家族史。

讨论：

　　1. 结合病史推测患者病变主要累及哪个系统，导致该系统病变最常见的病因是什么？

　　2. 结合既往史，推测患者存在罹患哪些疾病的可能性？

　　3. 黄疸是由哪种病理性色素沉积所致？哪些病因可以导致黄疸？

　　4. 为了明确诊断，需要对患者进行哪些指标的检查？

第二幕

体格检查

T：36.6 ℃；P：90 次/分；R：20 次/分；BP：140/95 mmHg。

慢性病容，全身皮肤及巩膜黄染，全身浅表淋巴结无肿大。心、肺（−）。腹部稍膨隆，未见胸腹壁静脉充盈及反流。肝于肋下 2.0 cm 可触及，质韧，肝区叩击痛阳性。胆囊及脾脏未触及。全腹叩诊呈鼓音，移动性浊音阴性，肠鸣音较弱。双下肢无水肿。

辅助检查

实验室检查：肝功能示 ALT 320 U/L；AST 120 U/L；TBIL 106 μmol/L；DBIL 40 μmol/L；ALB 32 g/L；GLB 40 g/L；TG 9.8 mmol/L。各项肝炎病毒检测均为（−）。尿常规：尿蛋白（++）。

肝穿刺病理检查：镜下见肝细胞弥漫性肿胀，肝窦挤压变窄或消失。部分肝细胞内见大小不等空泡，核居中或受空泡挤压至胞膜下；部分肝细胞胞质疏松，可见细小红染颗粒状物，少数细胞胞质完全透亮，呈气球样变；局部区域内可见肝细胞结构破坏，有少量淋巴细胞浸润；少数肝细胞内可见特征性的 Mallory 小体。

肝脏超声检查：脂肪肝。

讨论：

　　1. 结合体格检查和病理检查结果，简述患者肝细胞主要有哪些损伤性改变，并阐述其发病机制。

　　2. 结合病理变化分析患者血清 ALT、AST 升高的机制。

　　3. 请述肝细胞病理改变与肝功能异常、黄疸表现之间的联系。

　　4. 肝细胞 Mallory 小体的病理本质是什么？

　　5. 请给出肝脏病变的明确病理学诊断。

第三幕

治疗经过： 经降酶、护肝，联合中医扶正治疗 1 个月后，患者病情明显好转，乏力、腹胀等症状全部消除，经上级医师同意，带药出院继续治疗。

讨论：

1. 患者住院治疗 1 个月后，肝功能恢复正常。请解释肝组织是以何种方式进行修复的，提示肝细胞的再生能力如何？

2. 如果患者继续保持不良生活习惯，肝脏可进一步发展为什么病变？

3. 总结、归纳可逆性损伤的类型，分别有何病理形态学特点？

4. 结合本病例，分析适应性改变、亚致死性损伤、致死性损伤三者之间的关系。

病例四

第一幕

患者，男，45 岁，司机。

主诉： 右侧腰痛伴血尿 3 个月，加剧 1 周。

现病史： 患者于 3 个月前无明显诱因出现间断性右侧腰部疼痛，在当地中医医院诊断为输尿管结石，曾服用中药排石治疗 3 个月，症状缓解。近 1 周来，患者右侧腰部出现剧烈疼痛，活动出汗后尤甚，呈绞痛，伴尿频、尿急、尿痛、血尿等症状，至我院门诊查 CT 示：右肾上极及右侧输尿管上段结石。门诊以"右肾结石、右输尿管结石"收住入院。

既往史： 自诉体健，否认高血压、冠心病、糖尿病、肾病等病史。

讨论：

1. 患者"尿频、尿急、尿痛"的症状与门诊诊断疾病有无关联？如果有，为什么？

2. 为明确诊断，还需要对患者进行哪些相关检查？

第二幕

体格检查

T：38.2 ℃；P：80 次/分；R：20 次/分；BP：140/90 mmHg。

神志清楚，痛苦面容，双下肢脚踝处轻度水肿，双肺呼吸音正常，心音规整，右腹部略膨隆，无腹肌紧张，肠鸣音弱。腹部叩诊：移动性浊音阴性。右肾区、右输尿管走行区、膀胱区有压痛及叩击痛。

辅助检查

实验室检查：血常规示 HGB 125 g/L；WBC $14.2×10^9$/L；NEUT% 83.6%。尿常规示 RBC 20/HP，WBC 14/HP；留置尿管 24 小时：尿量 550 mL。

影像学检查：CT 示右肾大小 18 cm×9 cm（正常参考值：10 cm×6 cm），呈多囊状，囊壁厚 0.7～1.8 cm，囊腔内为同质液体。消毒后囊肿穿刺，抽出洗肉水样囊液约 400 mL；于囊腔内注入造影剂行肾盂静脉造影示：右肾盂、肾盏及右输尿管上段显著扩张；左肾显影正常。提示右肾输尿管梗阻。

讨论：

1. 影像学检查提示右肾体积增大，结合临床表现，推测其发生了萎缩、肥大，还是增生？

2. 解释患者白细胞升高的原因。

3. 患者尿量为何迅速减少？需要防止出现什么病理生理过程？

第三幕

治疗经过： 入院后第 4 天，于全麻下行后腹腔镜单纯右肾切除术。术中见肾实质变薄，肾盂内尿液浑浊、呈脓性，肾周粘连严重，右肾上极肾盂处有一鹿角形结石（2.3 cm×2.0 cm×1.3 cm 大小），输尿管上段距肾门 2.5 cm 处有一直径 1.5 cm×1.0 cm 大小的桑椹状结石。术中留置导尿管一根，术后给予抗感染、止血等对症治疗，标本送病理科病检。

讨论：

1. 患者肾实质变薄是如何形成的？属于哪种类型的适应？

2. 试述患者右肾组织光镜下的形态学改变。

3. 分析右肾切除后，患者左肾可能出现的变化及其形成机制。

病例五

第一幕

患者，男，35 岁，工人。

主诉： 左小腿出血、肿痛，伴活动障碍 4 小时。

现病史： 患者 4 小时前在工地施工时，由高处跌落，当即感左小腿下段剧痛，发现左胫前区下方皮肤破裂出血，有一 2.0 cm×1.8 cm 不规则伤口，并见骨折断端刺穿皮肤，周围皮肤肿胀呈紫色。工友用毛巾对伤口进行简单包扎后，由急诊送入我院，门诊 X 线示"左胫骨下段开放性骨折"，拟行清创+骨折内固定手术收住入院。

既往史： 自诉体健，否认高血压、糖尿病、肝炎、结核等病史。

讨论：

1. 如果此开放性伤口继发腐败菌感染，可能导致什么病变？

2. 根据所学知识，简述骨骼的愈合过程。

3. 试阐述对患者行"清创+骨折内固定术"的依据。

第二幕

体格检查

T：36.8 ℃；P：80 次/分；R：20 次/分；BP：100/70 mmHg。

神志清楚，营养中等，痛苦面容，平躺送入病房。患者双侧瞳孔等大等圆，对光及调节反射敏感。口唇无紫绀，颈软，甲状腺无肿大。胸廓对称，胸骨无压痛。双肺呼吸音粗，未闻及干、湿性啰音。心前区无隆起，心率 80 次/分，律齐，心音可，各瓣膜听诊区未闻及病理性杂音。腹软，肝脾肋下未触及，肠鸣音正常。左小腿中下 1/3 胫前区有一 2.0 cm×1.8 cm 大小的伤口，创缘不整齐，胫骨断端外露 1 cm，有活动性出血，皮肤及部分胫前肌肉挫伤、撕裂，周围组织明显肿胀，皮肤淤紫，活动受限，左足皮肤苍白、皮温降低、足背动脉搏动弱。右侧肢体未见异常。

讨论：

1. 分析患者出现左足皮肤苍白、皮温降低的可能原因是什么？
2. 患者创伤边缘不整齐，是否影响其愈合过程？

第三幕

治疗经过：局麻下行左下肢切开复位内固定术。复位固定前进行彻底清创，清除坏死肌肉、结缔组织和碎骨；术中尽量有效保护骨膜，修复损伤的神经和血管，对骨折部位行钢板内固定，缝合皮肤，手术顺利；术后以单边支架加下肢长腿托外固定，足部皮温正常，可触及动脉搏动，并辅以全身抗感染及活血化瘀药物治疗。术后两周，复查血常规正常，伤口愈合良好，予以出院。术后 1 个月复查 X 线示骨对位良好，于骨折处见一不太清晰的骨折线，有少量骨痂形成，呈一骨质疏松带。术后 3 个月 X 线复查示骨性骨痂形成。

讨论：

1. 结合案例资料，简述骨折愈合的基本过程。术后 1 个月复查所见骨痂为哪种类型？
2. 该患者骨折愈合属于哪种类型的修复？
3. 术中保护骨膜对骨折愈合有何影响？
4. 若神经、血管修复不佳，对骨折愈合会造成怎样的影响？
5. 本病例损伤修复还包括有上皮组织、神经组织、血管组织及肌组织的再生修复，根据组织细胞的再生潜能，分析其分别属于哪种组织类型？
6. 为什么对患者术后要辅以抗感染治疗？

病例六

患者，男，83 岁。

主诉：反复咳、痰、喘 30 余年，夜间不能平卧伴神志不清 3 天（病史由家属代诉）。

现病史：患者近 30 年来，每年出现咳嗽、咳痰、心慌、气喘，冬春季加重，曾多次住院治疗。1 周前，受凉后咳嗽加重，有痰、色黄、质稠不易咳出。近 3 天来，出现气喘、气急，夜间不能平卧，双下肢水肿，神志不清，遂来我院就诊。

既往史：患者 3 岁时曾患脊髓灰质炎，左下肢轻度软瘫；30 年前被确诊为慢性支气管炎；26 年前被诊断为高血压；近 10 年来偶有心前区疼痛发作，均未行系统治疗。近 5 年来记忆力减退，动作迟缓，在某医院查颅脑 CT 示：脑萎缩。3 年前因车祸致右下肢外伤，活动受限，尚可借助拐杖行走，现右下肢胫骨前侧皮肤留有 2 cm×5 cm 大小梭形瘢痕。

个人史：患者有吸烟史 50 年，平均每天约 30 支，余无特殊。

体格检查

T：37.5 ℃；P：110 次／分；R：28 次／分；BP：180/98 mmHg。

老年体态，呼吸深大，精神恍惚，反应迟钝，应答不准确。营养中等，双目外眦处可见老年斑，面色枯暗，皮肤干瘪，口唇黏膜发绀。颈软，气管居中，肋间隙增宽，呈桶状胸，肺部叩诊呈过清音，呼吸音粗，双肺底可闻及散在干、湿性啰音。心脏叩诊呈心界向左下扩大，听诊心音较弱，心率 110 次／分，律齐，主动脉瓣听诊区可闻及收缩期吹风样杂音及舒张期叹气样杂音。腹部平软，肝于右肋下约 2 cm 可触及，脾未触及。左下肢明显较右下肢细、肌软无力，双下肢脚踝部及胫前区凹陷性水肿（++），右下肢胫骨前侧皮肤可见一 2 cm×5 cm 大小的梭形瘢痕。

辅助检查

实验室检查：血常规示 HGB 70 g/L；RBC $3.2×10^9$/L；WBC $12.2×10^9$/L；NEUT% 80.7%；L% 15.9%。血气分析：pH 7.13；PaO_2 45 mmHg；$PaCO_2$ 70 mmHg。

超声心动图：心腔增大，肺动脉高压。

胸部 X 线：肋间隙增宽，肋骨平行，膈肌降低变平；双肺透亮度增加，呈肺气肿改变。伴散在云絮状阴影，支气管扩张，心影向左侧扩大。

心脏及腹部超声：心腔扩大；膀胱壁增厚，前列腺增生，肾萎缩，肝肿大，脂肪肝。

颅脑 CT：脑体积减小，脑沟加深。

治疗经过：入院后积极对症治疗，2 天后，终因病情进行性加重，经抢救无效死亡。

尸检摘要：老年男尸，身长 173 cm。

脑：大脑体积变小，脑回变窄，脑沟加深，重量减轻为 1090 g，切面皮质区变薄，左侧颞叶可见 2 cm×2 cm 软化灶。镜下：脑实质内细动脉壁玻璃样变，神经元体积缩小，胞质内核周围可见脂褐素沉积。

肺：肺脏体积增大，质地柔软，弹性差，色灰褐，双肺切面呈蜂窝状，可见较大囊泡形成，部分支气管呈现囊状或圆柱状扩张，管壁增厚，管腔内充满脓性、黏液性贮留物。镜下：支气管黏膜上皮变性、坏死，纤毛倒伏、脱落，炎细胞浸润，部分黏膜上皮发生鳞状上皮化生，双肺弥漫性肺泡间隔变薄，部分间隔破坏，形成肺大泡。

心脏及血管：心脏约 480 g，左心室室壁明显增厚，厚度 2.4 cm。镜下：心肌细胞肥大，核染色质加深。切开主动脉，可见内膜表面散在分布略隆起的黄色或白色斑块，以腹主动脉较为明显。镜下：斑块为动脉粥样硬化病变，病变表面纤维帽较厚并呈玻璃样变。

肝：肝脏重 1800 g，表面呈红黄相间斑纹状，切面状似槟榔。镜下：肝小叶中央区肝细胞萎缩，肝窦扩张有淤血，肝小叶边缘肝细胞脂肪变性，部分肝细胞水肿，偶见嗜酸性小体。

肾：左侧重 110 g，右侧重 114 g，双肾表面略显皱缩，切面肾实质可见一近似三角形坏死区域，呈灰白色、干燥，镜下坏死区细胞结构消失，但肾小球、肾小管轮廓可见，部分区域肾小管上皮细胞水肿，有些细胞胞质内可见玻璃样小滴。

膀胱：膀胱壁增厚可见柱状增生。

前列腺：前列腺重 30 g，镜下见腺体增多，腺上皮增生，间质结缔组织增生。

四肢：左下肢肌肉萎缩，镜下见横纹肌细胞变细，细胞间脂肪组织增多。右下肢胫骨前侧可见梭形瘢痕组织，镜下为胶原纤维玻璃样变。

讨论：

1. 分析患者哪些病变属于适应性改变，并结合案例说明其发生的原因与机制。

2. 患者左下肢为什么会出现轻度软瘫？其右下肢胫骨前侧皮肤形成梭形瘢痕是属于哪种修复，简述修复的过程。

3. 试从镜下病变解释肝脏增大的原因，并理解镜下病变是大体改变的病理基础。

4. 分析患者精神恍惚，反应迟钝，应答不准确与颅脑 CT 检查结果有何联系及其机制。

5. 分析患者"面色枯暗，皮肤干瘪，口唇黏膜发绀"与"心脏叩诊的心界向左下扩大，听诊为心音较弱和超声检查提示心腔增大，肺动脉高压"之间的联系。

6. 什么是玻璃样变？可分为几种类型？该病例存在哪些类型，试分析其发生的原因和机制是否相同。

病例七

患者，男，82 岁。

主诉：头痛、头晕、心悸 2 年，加重伴神志不清、左侧肢体无力 2 小时（家属代诉）。

现病史：患者 16 年前被诊断为高血压，未系统治疗。2 年前，无明显诱因出现心悸、头晕、头痛。头痛为持续性胀痛，休息后稍缓解，无恶心、呕吐。在当地医院治疗后好转出院，但病情反复，时有下肢水肿、夜尿增多。近一周来，头痛、头晕、心慌、憋气加重，自测血压 180/120 mmHg。患者今晨买菜回家后头晕、心慌加重，伴目眩及视物模糊，2 小时前突然晕倒，出现左侧肢体无力，神志不清及失语，遂急诊入院。

既往史：吸烟、饮酒史 50 年，吸烟每日 10 支，饮酒 250 mL。患慢性支气管炎 20 年，8 年前曾患心肌梗死。患高血压 16 年，均未系统治疗。10 年前，右肩部严重外伤，遗留明显瘢痕。

体格检查

T：36.7 ℃；P：96 次/分；R：20 次/分；BP：210/130 mmHg。

神志不清，失语，右肩部有一 7 cm×3 cm 大小的不规则瘢痕，左侧鼻唇沟变浅，双肺呼吸音粗；心脏浊音界向左侧移位，听诊心音无力，心率 96 次/分，频发早搏；左侧下肢 Babinski 征阳性。

辅助检查

实验室检查：血脂检查示 TC 7.50 mmol/L；TG 2.20 mmol/L。肾功能示 Cr 110 μmol/L；BUN 8.28 mmol/L。尿常规：蛋白（+）。

颅脑 CT：右侧基底节可见高密度影，考虑脑出血。

心电图：窦性心律，左室高电压，$V_1 \sim V_4$ ST 段压低 0.1mV。

治疗经过：入院后给予降低颅内压、吸氧等治疗，终因抢救无效死亡。

尸检摘要：老年男尸，身长 172 cm，右肩部有一 7 cm×3 cm 的不规则瘢痕。

肺脏：黑褐色，部分肺组织可见肺大泡形成。镜下：支气管壁结缔组织增生伴支气管黏膜鳞状上皮化生。

心脏：重 560 g，左心室壁厚 2.3 cm。切开主动脉，可见散在分布的黄色或瓷白色隆起的斑块。镜下：可见不同阶段的动脉粥样硬化斑块。

肝脏：重 2100 g，表面色黄，切面显油腻，有灰白色的条带，宽窄不一。镜下：肝细胞体积增大，胞质内有大小不等空泡。经苏丹Ⅲ染色显示为橘红色脂肪滴。部分肝细胞胞质疏松，部分肝细胞呈气球样变，胞质呈透明状，偶可见红染的嗜酸性小体。

脾脏：重 200 g，颜色呈棕褐色，被膜增厚。镜下：可见脾动脉中央小动脉管腔狭窄、管壁增厚，呈玻璃样变。

肾：左肾重 97 g，右肾重 92 g，表面呈细颗粒状，切面皮质变薄。镜下：部分肾小球纤维化、玻璃样变，其相应肾小管萎缩消失，间质结缔组织增生；部分肾小球体积增大，毛细血管增粗扩张，相应肾小管扩张，肾小管上皮细胞可见细胞水肿，部分上皮细胞内可见玻璃样物质。

脑：开颅后有血性脑脊液流出，脑体积变小，重量减轻，脑沟变深、变宽，脑回变窄；沿矢状面切开，可见脑基底节内处有一 5 cm×6 cm×4 cm 大小的出血灶，并破入侧脑室。镜下：脑实质内细动脉壁玻璃样变，小动脉壁纤维性增厚。基底动脉环管壁增厚，并有多处散在分布的动脉粥样硬化斑块，使管腔狭窄。

前列腺：体积增大，重 30 g；镜下：可见前列腺、腺体增生呈结节状，以腹叶更为明显。

讨论：

1. 根据患者血脂异常，推测其血管可能会发生哪些病变？是否会累及心脏？
2. 推测患者肩部的较大瘢痕是如何形成的，并阐述其整个过程。
3. 若患者肩部的损伤小而浅，其损伤后的结局可能是什么？
4. 若患者小范围的心肌、肝组织或表皮均出现损伤，其修复方式有何不同？
5. 患者支气管上皮发生的鳞状上皮化生属于适应还是损伤？有可能带来哪种后果？
6. 尸检中可见心脏、前列腺体积均增大，其原因及病理改变是否相同？
7. 脑、肾均体积缩小、重量减轻，其原因及基本病变是否相同？
8. 脏器发生细胞水肿的常见原因是什么？并阐述其发生机制。

9. 患者肝小叶间的纤维组织条带处的肝细胞为什么消失？其中，哪些改变属于坏死，哪些属于凋亡？

病例八

患者，男，66岁。

主诉： 左下肢间歇性疼痛4年，加重伴胫前区皮肤破溃、变黑1周。

现病史： 患者于4年前无明显诱因反复出现左足跖趾关节间歇性疼痛，自服芬必得缓释胶囊后疼痛可缓解。后左膝关节逐渐出现局部皮肤紧绷，伴红肿热痛。1周前，因碰撞致左下肢胫前区皮肤破溃，未予特殊处理，但胫前区溃疡面积不断扩大，周围皮肤色黑，患者出现行走困难，现为求进一步治疗收住入院。

既往史： 有"糖尿病"病史3年，未系统治疗。否认有肺炎、结核病、高血压病、冠心病等病史。

个人史： 吸烟、饮酒史40余年，每日吸烟20支、饮酒约200 mL。

体格检查

T：36.7 ℃；P：86次/分；R：20次/分；BP：120/62 mmHg。

发育正常，疼痛貌，精神较差，缓慢跛行，家属扶入病房，查体合作。左腹股沟可触及3枚蚕豆大小的淋巴结，质较软，有轻微压痛。双肺呼吸音粗。心率86次/分，律齐。左膝关节及其下方肢体红肿热痛，皮肤紧绷；关节屈伸不利，压痛明显；关节胫前区见皮肤色黑，有不规则形状溃疡，皮缘有脓性渗出。余未见明显异常。

辅助检查

实验室检查：血常规示 WBC 14.32×10⁹/L；NEUT% 90.03%；L% 5.3%。血生化：抗链球菌素"O"（−）；ESR 72 mm/h；CRP 189.91 mg/L；GLU 10.5 mmol/L；餐后2小时血糖 14.8 mmol/L。

彩色多谱勒超声：左下肢动脉内膜粗糙，血管弹性轻度降低；股静脉瓣功能轻度不全；左小腿肌间局部液性肿块，结合病史考虑为"感染"。

治疗经过： 入院后给予抗感染、改善微循环、降糖治疗，并行关节液抽吸术，抽取关节液约100 mL、呈粉红色，送检细菌培养加药敏实验。创口破溃处予庆大霉素2支和500 mL生理盐水冲洗。经过15天治疗后，实验室复查：WBC 7.97×10⁹/L；NEUT% 79.03%；ESR 85 mm/h；CRP 51.05 mg/L；GLU 6.5 mmol/L；餐后2小时血糖 11.0 mmol/L。分泌物培养：金黄色葡萄球菌阴性。行小腿及膝部化脓性皮肤坏死清创术+关节镜探查清理+负压封闭引流技术。术中见：关节内滑膜有炎性渗出物，似脓苔样物质。半月板已毛糙退变，其上有部分白色小颗粒，股骨关节软骨面有腐蚀性凹陷，髌骨软骨面有Ⅲ度损伤，清理修整后，缝合伤口。术中取滑膜和白色颗粒组织送病理科检查，为化脓性组织及肉芽组织。术后14天，行植皮手术。术中见患者大部分伤口底部为淡红色、湿润、颗粒状组织，从皮缘处向中央覆盖生长。伤口愈合良好，患者于入院后68天出院。

讨论：

1. 结合病史和辅助检查，给出患者左下肢病变的病理学诊断。

2. 分析患者血生化与彩色多谱勒超声检查结果，解释其与患者病变有何关联？

3. 患者伤口底部出现的淡红色、湿润、颗粒状组织，属于何种病理变化？简述其组成和作用。

4. 推测患者出院时，上述淡红色、湿润、颗粒状组织发生了什么变化？

5. 该患者的伤口愈合属于哪种愈合类型，依据是什么？

6. 若患者不实行植皮术，伤口是否容易愈合？为什么？

7. 患者住院时间长达两个多月，给你哪些提示？

病例九

患者，男，62 岁。

主诉： 右下肢胀痛、发热 2 天，伴神志模糊 1 小时。

现病史： 患者 3 天前因车祸致右下肢受压 8 小时，右下肢皮肤出现大面积淤斑，局部皮肤破溃，在当地乡卫生院行简单清创包扎。2 天前，右下肢胀痛逐渐加剧，难以忍受，伴有发热，体温最高达 39.3 ℃；1 小时前，出现神志模糊，遂急诊入院。

体格检查

T：39.5 ℃；P：122 次/分；R：22 次/分；BP：76/50 mmHg。

神志不清，右下肢肿胀明显，活动受限，可见大面积淤斑，部分呈黑色，表面有大疱形成，右股骨外侧局部皮肤破溃，有脓性渗出伴恶臭，周围组织触之有明显的捻发音。

辅助检查

实验室检查：血常规示 HGB 79 g/L；WBC 11.26×10^9/L；NEUT% 89.2%；PLT 72×10^9/L。血生化：TP 55 g/L；ALB 29 g/L；AST 151 U/L；ALT 563 U/L；BUN 35 mmol/L；Cr 196 μmol/L。

X 线检查：右下肢皮下软组织内有积气。伤口分泌物涂片检查：革兰阳性厌氧菌阳性。

入院诊断： ①气性坏疽；②感染性休克。

治疗经过： 入院后，立即建立双静脉通道，补充血容量等积极抗休克治疗，生命体征渐平稳。行右下肢截肢术，术后给予抗感染治疗、氧疗、全身支持治疗、康复护理等。患者生命体征平稳，创面愈合良好，未发生并发症。1 个月后，病情好转出院。

讨论：

1. 当地卫生院的处理方案与患者病情加重之间有无关联，为什么？

2. 患者右下肢受压 8 小时后，受累部位疼痛加剧并伴发热的原因是什么？

3. 该患者"气性坏疽"的病理依据是什么？

4. 简述气性坏疽的好发部位及形成机制。

5. 该患者为什么需要实施截肢手术？气性坏疽的预后如何？

6. 根据你查阅的资料，对比分析干性坏疽、湿性坏疽与气性坏疽各自的病变特点。

7. 患者实施截肢术后属于"完全康复"出院吗？为什么？

病例十

患儿，男，12 岁。

主诉：左小腿疼痛伴活动受限 2 小时。

现病史：患者 2 小时前被车撞倒，左小腿弯曲、疼痛、不能活动，急诊入院。

体格检查

T：37 ℃；R：26 次/分；P：100 次/分；BP：90/60 mmHg。

左小腿肿胀、短缩，活动受限。局部有压痛，可触及骨擦感。血常规、尿常规均正常。X 线检查：左胫骨中下段 1/3 斜形完全性骨折，左腓骨上 1/3 骨折。

治疗经过：入院后进行牵引及外固定治疗。术后 X 线检查：骨折处对位、对线尚可。术后 1 周再次复查，结果同前。1 个月后复查，对位、对线良好，见少量骨痂形成。牵引 1 个月后，改为石膏固定 2 个月。术后 3 个月复查：骨性骨痂形成。

讨论：

1. 在就医之前，应对患者进行哪些初步处理？

2. 简述患者骨折愈合的过程。

3. 多种因素影响骨折愈合，在本病例中存在哪种利于骨折愈合的因素？

（王晓敏、高爱社、李虎虎）

第二章　局部血液循环障碍 ▷▷▷▷

病例一

第一幕

患者，女，31 岁。

主诉：妊娠 40 周，下腹部渐进性疼痛 2 小时。

现病史：患者自诉平素月经规律，目前妊娠 40 周，早孕 8 周建产卡，孕中定期产检正常，现临近预产期。2 小时前，无明显诱因出现下腹部疼痛，并逐渐加重，阴道有少量液体流出，因临产收住入院。

月经史：月经初潮 12 岁，月经规律，（4~5）/30 天，量中，无痛经史。

生育史：26 岁结婚，曾 2 次早孕行人工流产术。

既往史：无特殊。否认肝炎、结核病等传染病病史。否认药物过敏史。

讨论：

1. 试分析孕妇分娩过程中可能遇到哪些产科意外？
2. 未明确诊断，需要对患者进行哪些相关检查，并解释相应检查的意义。

第二幕

体格检查

T：37.4 ℃；P：80 次/分；R：20 次/分；BP：100/70 mmHg。

发育正常，营养中等，神志清楚，自主体位。全身皮肤无出血点及黄染。头部器官正常，颈静脉无怒张，甲状腺未见肿大。听诊心、肺区无异常。肝脏触诊不满意，下肢水肿（++）。

产科检查：宫高 37 cm，腹围 105 cm，胎儿左枕前位，胎心音 144 次/分，胎膜已破，胎头入盆，骨盆正常，有不规则宫缩（++）。

讨论：

1. 请结合主诉、体格检查和产科检查，对该患者做出初步诊断，并给出诊断依据。
2. 试分析患者体温升高的可能原因。
3. 患者下肢为何出现明显水肿？试分析水肿形成的原因及机制。

第三幕

治疗经过：患者入院后于 17：30 进入产房待产，阴道有浑浊羊水流出，量少，宫缩 30~40 秒/3 分，宫口开约 2 cm。约 15 分钟后，孕妇突然烦躁不安，心率加快，面色苍白，口唇发绀，子宫硬如板状；继之迅速出现呼吸困难，全身发绀，四肢厥冷，血压下降，抽搐、昏迷。立即给予吸氧、抗休克、抗过敏、抗凝等治疗，但病情仍迅速恶化，1 小时后，经抢救无效死亡。

尸检摘要

肺脏：双肺明显淤血、水肿及出血，切面呈红褐色。镜下：双肺肺泡间隔弥漫性增宽，肺泡壁毛细血管弥漫性淤血扩张，肺泡腔内充满大量淡红色液体，多数肺小动脉和毛细血管腔内可见无结构的角化上皮细胞、胎脂及胎粪等成分，部分毛细血管内可见透明血栓形成。

全身皮肤黏膜、脑、心、肾等各脏器表面及切面均见广泛散在的暗红色出血点，镜下各器官毛细血管内有透明血栓形成。

讨论：

1. 肺小动脉内的角化上皮细胞、胎脂及胎粪等来自何处？提示发生了哪种病变？

2. 试分析患者的可能死因和发生机制？并给出相关依据。

3. 肺水肿、淤血及出血的机制是什么？

4. 各器官毛细血管内的透明血栓是如何形成的？可引起哪些继发病变？

5. 结合尸检结果，解释患者"烦躁不安，心率加快，面色苍白，继之迅速出现呼吸困难、全身发绀、四肢厥冷、血压下降、抽搐、昏迷"的原因。

6. 皮肤、脑、心、肾等各脏器为什么会有散在暗红出血点？其出血跟一般疾病引起的出血有何不同之处？

7. 医护人员对患者本次入院的诊疗，是否存在不当之处？

病例二

第一幕

患者，男，67 岁。

主诉：咳、痰、喘 10 年，下肢水肿 5 年，加重伴高热 10 天。

现病史：患者 10 年前无明显诱因出现咳嗽、咳痰伴气喘，经多家医院检查，均诊断为"慢性支气管炎"，服药后好转（具体不详）。病情时有反复，以冬天为甚。近 5 年来，出现双下肢水肿，间有呼吸困难症状。10 天前，感冒后出现寒战、高热、咳嗽，咳大量黄脓痰，并逐渐出现心悸、食欲不振、恶心腹胀、少尿等症状，双下肢水肿加重，自服感冒药未见好转，遂入院诊治。

既往史：高血压病史 6 年。否认结核、肝炎等传染病病史；否认冠心病、糖尿病病史。

家族史： 否认家族遗传病史。

个人史： 长期生活在北方，吸烟史 40 年，每日约 20 支。无其他不良嗜好。

讨论：

1. 初步分析引起患者间断咳喘、下肢水肿的可能病因。

2. 为明确诊断，需要对患者进行哪些项目的检查，并解释相应检查的意义。

第二幕

体格检查

T：39.3 ℃；P：120 次/分；R：30 次/分；BP：130/90 mmHg。

慢性病容，口唇发绀，呼吸困难，颈静脉怒张，桶状胸，肺部叩诊呈过清音，双肺底可闻及大量湿性啰音。心尖搏动于剑突下，心率 120 次/分，律不齐，肺动脉瓣听诊区第二心音亢进。腹部略膨隆，肝于肋下 4 cm 可触及，肝区叩击痛（+），肝颈静脉回流征（+），移动性浊音（+），双下肢水肿（++）。

辅助检查

心电图：房性早搏。

超声心动图：右心室肥大。

胸片：双肺纹理增粗，肺气肿，肺大泡形成，双下肺散在片状阴影，心影增大。

讨论：

1. 请结合现病史、体格检查和辅助检查，诊断该患者罹患何种疾病，并给出诊断依据。

2. 患者心脏出现了哪些异常表现，并解释其异常表现出现的原因。

3. 患者肝脏可能发生了什么病变，试推测其发展过程。若肝脏病变进一步发展，可能会引起哪些后果？

4. 患者多年的咳嗽、咳痰、气喘等症状，与其个人习惯是否有关联？

第三幕

治疗经过： 患者入院后给予持续低流量吸氧、抗感染、抗心律失常、改善心肺功能、纠正酸碱平衡紊乱及电解质紊乱等对症治疗，病情无明显缓解，3 天后治疗无效死亡。

尸检摘要

肺脏：双肺体积增大，极度充气膨胀，色灰白，弹性差。

心脏：重 360 g，右心室肥大，室壁厚 0.6 cm，心腔扩张，肺动脉圆锥膨隆，左心及各瓣膜未见明显病变。

肝脏：重 2100 g，被膜紧张，质地较硬，切面红黄相间，状似槟榔。

脾脏：重 240 g，切面暗红，腹腔有淡黄色透明液体约 2400 mL。双下肢肿胀。

镜下：双肺末梢肺组织过度充气、扩张，肺泡壁变薄、部分断裂。细支气管及其周围肺泡腔内充满脓性渗出物，呈散在分布。心肌细胞肥大，间质水肿伴胶原纤维增生。肝中央静脉及周围肝窦扩张充血，肝细胞体积缩小，小叶周围肝细胞胞质内可见大小不等圆形空泡。

讨论：

　　1. 试分析患者可能的直接死因。

　　2. 结合患者尸检中出现的病理变化，解释第二幕中患者出现的临床表现。

　　3. 结合患者尸检所见肝脏的病理变化，给出其病理诊断，并解释该病变的可能后果。

　　4. 患者本次入院就诊的治疗方案是否存在不当之处？

病例三

第一幕

　　患者，男，53 岁。

　　主诉：左髋部疼痛伴活动受限 2 小时。

　　现病史：患者 2 小时前在路边散步时不慎跌倒，随后出现左髋关节剧烈疼痛、活动受限，无法独立行走，为求明确诊治收住入院。

　　既往史：高脂血症 8 年，未正规治疗。近 3 年来，长时间行走时，出现间歇性跛行。

讨论：

　　1. 试分析外伤后引起患者左髋部疼痛、活动受限的可能病因。

　　2. 查阅资料并结合既往史，给出患者间歇性跛行的常见病因。

　　3. 需要对患者进行哪些检查才能明确诊断，并解释相应检查的意义。

第二幕

　　体格检查

　　T：36.7 ℃；P：80 次/分；R：20 次/分；BP：130/85 mmHg。

　　神志清，一般情况好，头颈、五官无畸形，双侧瞳孔等大等圆，对光反射良好。颈软、无抵抗，气管居中。双肺呼吸音清，心音有力，心率 80 次/分，律齐，心脏听诊区未闻及杂音。全腹平软，无压痛及反跳痛，肝、脾未触及。生理反射存在，病理反射未引出。骨科情况：左髋关节肿胀，活动受限，压痛明显，左股骨大转子叩击痛（+）。

　　辅助检查

　　X 线：左股骨转子间骨折，大转子上移。

讨论：

　　请结合主诉及病史，指出患者在骨折治疗过程中存在哪些风险，并给出注意事项。

第三幕

治疗经过： 入院后给予抗感染、牵引治疗，治疗期间左下肢水肿明显。于住院后第9天病情好转，行闭合复位 DHS 内固定术，术后将患者送回病房过程中，出现呼吸加快、大汗淋漓、面色苍白、意识丧失，经抢救无效死亡。

尸检摘要： 男性，身长 176 cm，腹部皮下脂肪厚约 6 cm。

肺脏： 双肺红褐色，萎缩，左右肺动脉分支可见多发性血栓栓塞。镜下：可见混合血栓和红色血栓。肺泡腔内充满水肿液，并见红细胞漏出，肺间质可见少量炎细胞浸润。胸主动脉外膜及周围软组织淤血、水肿伴少量出血。

心、脑、肝、脾、肾： 严重淤血伴实质细胞退行性病变。

动脉： 沿双下肢股动、静脉顺行切开，见股动脉管壁增厚，散在分布粥样硬化斑块病灶，局部管腔狭窄。左下肢深静脉膝关节下，以静脉瓣囊为起始点，有一残留血栓，与血管壁粘连较紧密，取材切片为混合血栓，其远端可见断裂残端。

讨论：

1. 患者左髋关节摔伤、骨折与左下肢深静脉血栓形成有何关联？试推演病程发展过程。

2. 试分析血栓形成有何规律？身体其他部位血管是否也可形成血栓？

3. 试分析血栓形成后会有哪些后果，会对机体带来什么影响？

4. 肺动脉内的血栓来自何处，是如何运行至肺动脉的？肺动脉栓塞与手术有何关系？

5. 患者死于什么疾病？试分析医生在治疗过程中有没有不当的地方？

病例四

患者，男，47 岁。

主诉： 患者腹部剧烈疼痛 3 小时。

现病史： 3 小时前，患者骑自行车不慎跌倒，自行车手柄撞击上腹部后引起腹部剧烈疼痛，休息 10 分钟后未见缓解，遂至医院就诊。

既往史： 有风湿性心脏病伴二尖瓣狭窄 20 余年。

体格检查

T：37 ℃；P：112 次/分；R：28 次/分；BP：90/65 mmHg。

急性痛苦面容。上腹部皮肤见一长 15 cm、宽 3 cm 的挫伤区，呈暗红色。腹部压痛，无反跳痛，移动性浊音阳性，其他浅表部位未见明显异常。

辅助检查

B 超检查：见脾脏周围存在液性暗区，腹腔存在一 12 cm×9 cm×5 cm 大小的液性暗区。

治疗经过： 手术切除脾脏，术中顺利，术后卧床休息。术后第 9 天，患者自觉右小腿腓肠肌部位疼痛及轻度肿胀，未予处理。术后第 11 天，患者突感胸痛、气短并咯血数次，听诊胸部有胸膜摩擦音，胸片示：双肺下叶存在范围不等的 3 个楔形阴影。给予溶栓治疗，病情无明显缓解，术后第 13 天，排便时，突发剧烈胸痛、气急、呼吸困难、发绀，经抢救无效死亡。

尸检摘要：左肺下叶靠胸膜处有 3 处暗红色楔形梗死灶，边界不清，周围肺组织淤血。心脏体积增大呈球形，重 360 g，左、右心房及心室壁增厚，心腔扩张，二尖瓣口狭窄，瓣膜增厚变硬，腱索缩短，乳头肌肥大。右下肢轻度肿胀，右腘静脉变粗变硬，切开见一残留血栓，以静脉瓣囊为起始点，与血管壁粘连较紧密，远端可见断端。左、右肺动脉大分支处均见暗红色物质，与血管壁无明显粘连。

讨论：

1. 患者右侧腓肠肌为什么会出现疼痛及肿胀？请推断其发病过程和机制。

2. X 线示双肺下叶存在楔形阴影，说明了什么？其与尸检的哪些病变和患者的哪些临床表现相关？请说明该病变为何易发生在肺脏。

3. 肺动脉大分支内的暗红色物质是什么？其最可能来源于何处，是如何到达肺动脉及其分支的？

4. 分析患者的心脏病史对肺部病变的影响。

5. 分析患者肺部病变属何种病理类型，其形成条件有哪些？是否还有其他病理类型？如有，请说明其在形成条件及病理表现上有何区别？

6. 分析患者的死亡原因。

病例五

患者，女，36 岁。

主诉：闭经 8 个月，乏力、水肿、腹泻 1 个月，阴道出血伴腹坠 1 小时。

现病史：患者平素月经不规律，现闭经 8$^+$月。闭经 3 个月时，查尿妊娠反应阳性，孕 3$^+$月自觉胎动，孕期阴道间断出血；1 个月前查体发现血压升高，并出现水肿、乏力、厌食、尿黄并进行性加重，每日伴腹泻 3~4 次；1 小时前，阴道出血伴腹坠，遂收入我院。

生育史：10 年前足月剖宫产一女婴，存活；8 年前人工流产 1 次。

体格检查

T：36.2 ℃；P：84 次/分；R：21 次/分；BP：140/85 mmHg。

神志清，精神差，皮肤、巩膜重度黄染，心肺未闻及异常，腹软，肝、脾触诊不满意，妊娠腹，腹壁水肿（++），双下肢水肿（+++），胎心音 114 次/分。尿蛋白（+）。

辅助检查

实验室检查：ALT：81 U/L；TBIL：278 μmol/L。HBsAg（−），有胆酶分离现象，凝血时间延长。

治疗经过：入院时患者已临产，予以剖宫产术，产一男婴（因宫内缺氧经抢救无效死亡）。术后予以保肝、止血、预防感染等治疗，术后第 2 天体温升高，皮肤出现散在出血点，病情迅速恶化，经抢救无效死亡。

尸检摘要

皮肤：全身皮肤、巩膜重度黄染，躯干部皮肤、胃肠道、口腔黏膜处可见散在出血点。右侧胸、腹壁自第六肋间至手术切口处可见一巨大血肿，大小 42 cm×15 cm×2.8 cm；左侧腹壁可见一 17 cm×8 cm×4 cm 大小的血肿。腹腔内可见血性液体约 3250 mL。

心脏：左心室及室间隔部分心肌细胞肥大，间有心肌细胞萎缩及间质内结缔组织增生，萎缩的心肌细胞内可见脂褐素沉积。

肺脏：肺泡壁毛细血管淤血扩张，肺泡腔可见脱落的上皮细胞及淋巴细胞、巨噬细胞、心衰细胞。

肝脏：黄绿色，表面光滑，切面金黄色，质稍软。镜下：肝脏小叶结构不清，肝细胞弥漫性肿大，胞质内充满微小囊泡（苏丹Ⅲ染色呈橘红色），以中央静脉周围为重；大部分肝细胞内可见胆汁淤积及散在肝细胞灶性坏死，坏死灶周围见炎细胞浸润。

肾脏：肾小球基膜呈不规则增厚，毛细血管管腔狭窄，可见微血栓形成，部分肾小球囊内可见少量红细胞及纤维素渗出。肾近曲小管上皮细胞体积增大，充满淡染细小空泡（苏丹Ⅲ染色呈橘红色）。

讨论：

1. 分析引起患者乏力、水肿、阴道出血的常见病因。
2. 分析患者双下肢水肿的机制。
3. 分析患者肝功能异常，总胆红素升高的原因。
4. 分析患者的可能死因。
5. 分析各脏器发生相应病理变化的原因。

病例六

患者，女，25 岁，孕妇。

主诉：妊娠 40 周，渐进性、规律性下腹部疼痛 3 小时。

现病史：既往月经规律，停经 38 天后确诊为早孕。孕期在门诊不定期行产前检查，无异常。孕晚期阴道无液体流出。1 周前行 B 超检查提示：宫内单活胎，枕右前位，胎心 140 次/分，胎儿双顶径 9.1 cm，羊水中等，胎盘位于宫体后壁，无钙化，厚3.7 cm。妊娠 40 周。清晨 6 时许，无明显诱因开始出现规律性下腹部疼痛 3 小时并逐渐加剧而急诊入院。

既往史：2 年前，孕 50 天行人工流产术 1 次。

体格检查、专科检查与辅助检查

T：37.3 ℃；P：72 次/分；R：18 次/分；BP：100/70 mmHg。

足月妊娠，腹部膨隆。宫高 34 cm，腹围 92 cm，胎儿头先露，入盆已固定，枕右前位，胎心 145 次/分，宫缩规律，骨盆测量各径线均正常。肛查：宫颈管消失、软，宫口开大 3 cm。血尿常规、肝肾功能正常。B 超示：宫内足月妊娠单胎。

治疗经过：入院 1 小时后自然破膜，约 10 分钟后，突然出现寒战及呼吸困难。立即给予吸氧，注射地塞米松、阿托品及速尿等药物。因病情恶化，继续给予阿托品、654-2、氨茶碱、西地兰，并给予"呼吸三联"药物静脉推注，行人工呼吸，心脏按压，次日清晨因抢救无效而死亡。

尸检摘要： 双肺明显水肿、淤血及出血，部分实变，切面呈红褐色，有血性液体顺尸检刀流下。镜下见肺脏多数血管内出现胎粪、胎脂、角化物及角化细胞等有形羊水成分。大部分肺泡腔充满水肿液或红细胞。全身各脏器充血水肿，心肌有变性。子宫内可见一足月死胎，胎儿脐带绕颈一周半，胎儿肺部剖检可见羊水吸入；胎盘与子宫剥离。

讨论：

1. 试分析患者可能的直接死因有哪些？

2. 分析胎儿羊水成分如何到达肺脏血管的？

3. 患者胎盘在胎儿未娩出前提前剥离的产科意外现象与肺部病变之间，是否存在联系？

（易华）

第三章 休克与 DIC ▷▷▷

病例一

第一幕

患者，女，38 岁。

主诉： 妊娠 39⁺ 周，下腹坠痛 3 天

现病史： 患者停经 40 天后出现轻度早孕反应，孕期平稳，无阴道出血及保胎史，孕晚期无头晕、头痛，双下肢水肿（++）。3 天前，患者无明显诱因出现下腹坠痛，未破水、见红。考虑患者为高龄孕妇，第二胎，目前宫内孕 39⁺ 周，遂收住入院。

生育史： 初孕年龄 26 岁，孕 1 产 1，剖宫产，足月，现有 1 子。

既往史： 患者否认冠心病、糖尿病、高血压、肾病等慢性病史，否认肝炎等传染病病史。

家族史： 否认家族遗传病史。

讨论：

1. 试分析该产妇出现下肢水肿的原因是什么？
2. 高龄经产妇分娩时可能会出现哪些并发症？
3. 需要对患者进行哪方面的检查，并解释相应检查的意义。

第二幕

体格检查： 未见异常。

产科检查： 腹围 120 cm，宫底高 34 cm，胎位 LOA（左枕前），胎心 140 次/分，胎儿估计重 3800 g。

讨论：

高龄经产妇分娩过程中可能会出现哪些产科意外？

第三幕

治疗经过： 入院 3 天后，患者出现阵痛、破水，静滴催产素助产；5 小时后，娩出 3800 g 男活婴。胎儿娩出 5 分钟后，胎盘自然完整娩出。稍后阴道大量流血，注射催产

素 10 IU 后疗效不佳，出血量约 1500 mL。患者出现烦躁，口唇发绀，呼吸困难，意识不清，血压下降，波动于（68~58）/（40~35）mmHg。15 分钟后，患者突然心跳、呼吸骤停，立即进行胸外心脏按压、气囊面罩给氧，同时给予心室除颤。最终经抢救无效死亡。

尸检摘要

背、臀部、双腿背侧：可见弥漫性出血点。

肺部镜检：肺泡壁毛细血管弥漫性淤血扩张，部分小血管内可见红染、无结构物质（证实为羊水）。大部分肺泡壁毛细血管内可见均质、红染的微血栓。肺泡壁上皮细胞轻度增生。大部分肺泡腔内见脱落肺泡上皮细胞、炎症细胞，可见吞噬含铁血黄素的巨噬细胞。部分肺泡腔内充满淡红染均质液体。

肝脏镜检：轻度妊娠脂肪变性，肝细胞淤胆，轻度肝淤血，可见散在小灶性坏死。

肾脏镜检：肾小球内广泛微血栓形成，慢性肾盂肾炎改变。

其他器官检查：脑、脾脏、垂体、肾上腺等多脏器淤血伴小血栓形成。

讨论：

1. 结合治疗过程的表现，推测患者产后大出血的可能原因有哪些？
2. 分析患者突然死亡可能原因是什么？
3. 该患者为高龄产妇并助产中应用了催产素，可能继发哪些并发症？
4 结合临床表现、尸检结果，对患者做出病理学诊断？
5. 解释患者为何多个脏器出现微血栓？
6. 分析患者有明显血栓形成的同时，为何亦有出血性改变？
7. 根据案例描述，判断医生诊疗是否恰当？并说明理由。

病例二

第一幕

患者，男，40 岁。

主诉： 左口角疖肿 2 天，伴发热、疼痛加重 1 天。

现病史： 患者 2 天前距左侧口角外约 2 cm 处出现一疖肿，如小核桃大小，有明显红肿、疼痛，无其他不适。1 天前，出现发热，体温最高达 38.8 ℃，伴张口受限、疼痛加重，遂住院治疗。

既往史及过敏史： 既往体健。1 年前，因牙痛曾接受过青霉素油剂注射，无任何不适反应。1 个月前，因鼻炎曾接受过青霉素水剂注射，无任何不适反应。

讨论：

1. 患者过往注射青霉素无过敏反应，再次应用青霉素时，是否需要再次进行皮试？
2. 患者需要进行哪些进一步检查，以明确诊断？

第二幕

体格检查

T：38.5 ℃；P：88 次/分；R：22 次/分；BP：110/70 mmHg。

患者一般情况佳，左侧口角外约 2 cm 处有一疖肿，如小核桃大小，周围皮肤红肿，直径约 3 cm，压之稍硬且有痛感。心、肺、肝、脾均（−）。

实验室检查

血常规：WBC $12.5×10^9$/L；NEUT% 70%；L% 25%；E% 3%；M% 2%。

讨论：

1. 试述炎症的局部表现和全身反应。
2. 试分析患者血常规各指标的改变和意义？
3. 该患者首选的治疗方案是什么？

第三幕

治疗经过：当即给予青霉素抗菌治疗。首先行青霉素水剂皮内试验。15 分钟后观察注射处有一直径 0.5 cm 的丘疹，周围有红晕。因丘疹直径未超过 1 cm，故随后给予青霉素水剂 80 万 U 肌内注射。注射后约 1 分钟，患者自诉口唇周围麻木，旋即周身及四肢麻木，颜面潮红，头昏，恶心，吐出多量唾液后倒于诊察台上。随即患者颜面苍白，汗流如雨，恶心频作，呕出黏液样物少许，大小便失禁，神志不清，且有全身强直性痉挛，脉搏不能触及，呼吸短促伴轻度紫绀。立即以 0.1% 肾上腺素 1 mL 肌内注射，5% 葡萄糖生理盐水 1000 mL 静脉滴入，给予氧气吸入，置患者于平卧体位。20 分钟后脉搏仍不能触及。再给肾上腺皮质激素 50mg 肌内注射，患者仍躁动不安，呼吸快，35 次/分。2 小时后脉搏方能触及，80 次/分，血压 98/74 mmHg。患者入睡有鼾声，次晨完全清醒，检查各项指标均无异常。

讨论：

1. 根据病史摘要，分析患者经历了哪种病理过程？其始动环节有哪些？本案例的始动环节是什么？
2. 试分析患者抢救前后的微循环变化情况，造成微循环障碍的机制是什么？
3. 根据你查阅的相关资料，还有哪些原因可导致该病理过程的发生？
4. 试分析上述救治方法的使用依据是什么？

病例三

第一幕

患者，女，56 岁。

主诉：反复上腹部不适 10 余年，加重伴恶心、呕吐、黄疸、便血 1 个月。

现病史：患者 10 余年前无明显诱因开始出现间断上腹部不适、食欲不振，未予特殊处理。1 个月前，自觉上述症状加重，伴恶心、呕吐、全身皮肤及巩膜中度黄疸、便血，随即出现腹胀，来我院就诊。

既往史：20 年前，患乙型肝炎，余无特殊。

讨论：

1. 根据上述资料，初步考虑患者可能罹患何种疾病？
2. 结合过去史和现病史，推测患者肝功能是否正常？
3. 若明确诊断，需进行哪些体格检查和辅助检查？

第二幕

体格检查

T：37 ℃；P：80 次/分；R：20 次/分；BP：130/85 mmHg。

神志清，精神差，慢性病容。全身皮肤、巩膜中度黄染，周身淋巴结未触及肿大。肝掌，前胸皮肤可见数个散在的血管痣。双肺呼吸音清，未闻及干、湿性啰音。心率 70 次/分，律齐，心音有力，各瓣膜听诊区未闻及杂音。肝、脾触诊不满意，腹部膨隆、移动性浊音阳性。腹壁浅静脉怒张，腹部无压痛及反跳痛，双肾区无叩击痛。肛门口可见 2 个蚕豆大暗红色肿物，质软无破溃。双下肢中度水肿。生理反射存在，病理反射未引出。

实验室检查

TBIL：450 mol/L；ALB：26.0 g/L；GLB：31 g/L；ALT：129.9 U/L；AST：178.6 U/L；HBsAg（+）。

讨论：

1. 根据病史和临床表现做出诊断并列出诊断依据。
2. 患者腹部移动性浊音阳性，提示腹部出现了什么病理过程？其发生机制是什么？
3. 患者的肝掌和蜘蛛痣是如何发生的？与患者肝功能异常之间有无关联？
4. 患者"肛门口蚕豆大暗红色肿物"给你哪些提示？与患者的哪些阳性体征有关？
5. 若不积极治疗，可能会出现哪些并发症？

第三幕

治疗经过：患者入院第 5 天傍晚进食生地瓜后，突发大口呕血，考虑"上消化道大出血"，出血总量约 1200 mL。立即给予止血药及三腔二囊管压迫治疗后，呕血停止。查体：面色苍白，四肢厥冷，冷汗淋漓，烦躁不安，神志尚清，尿少。脉搏 134 次/分，血压 110/70 mmHg。由于患者血型属于罕见血型，未能及时输血，仅进行了补液处理（生理盐水 1000 mL）。2 小时后，患者病情进一步恶化，皮肤发凉、发绀加重，手背部皮肤出现花斑。血压降至 80/50 mmHg，心音低钝。给予稀释后去甲肾上腺素每分钟 0.02 μg/kg 持续静脉泵入，最高浓度达每分钟 0.2 μg/kg。病情未见好转，血压降至

60/40 mmHg，并出现进行性呼吸困难，无尿，神志不清进而昏迷，皮肤黏膜多处出现出血点。实验室检查：出、凝血时间延长，鱼精蛋白副凝试验（3P 试验）阳性，外周血涂片发现大量裂体红细胞。虽经吸氧及静滴血管活性药物及对症处理，但终因病情严重，血压进行性下降，抢救无效死亡。

尸检摘要

皮肤及巩膜：中度黄染，腹腔内有黄色澄清液体约 1500 mL。

食管：食管下端静脉曲张，可见一直径 2 cm 的破裂口。

肝脏：重 890 g，质硬，表面及切面满布均匀一致的绿豆大小结节。镜下肝小叶正常结构被破坏而代之以假小叶。

脾脏：重 860 g，镜下脾窦高度扩张充血，内皮细胞增生，脾小体萎缩。食管下段黏膜静脉丛和痔静脉丛明显曲张。

心脏：镜下心脏微血管可见少量微血栓。

肺脏：镜下可见肺泡壁毛细血管淤血扩张，少量微血栓形成，肺泡内表面有透明膜形成，部分肺泡不张。

肾脏：镜下可见肾小管上皮细胞变性坏死、基底膜断裂，毛细血管腔狭窄，微血栓形成。

脑：镜下可见脑间质水肿，脑实质变化不明显。

胃肠道：肠黏膜有糜烂、溃疡发生。

注：脾小体即淋巴小结，是白髓的组成部分之一。白髓的构成，有脾中央动脉周围淋巴鞘、淋巴小结和边缘区。

讨论：

1. 分析患者的直接死因。
2. 结合案例资料，分析患者发生了哪种病理生理过程？
3. 试述该病理生理在发生发展过程中微循环变化的特点及发生机制。
4. "鱼精蛋白副凝试验"阳性，提示存在哪些病理生理过程？
5. 患者外周血涂片中为何出现裂体红细胞？

病例四

患者，男，57 岁。

主诉：间断呕血、黑便 3 年，加重 2 小时。

现病史：患者近 3 年来每年都会出现无明显诱因呕血及黑便 1~2 次，在广州某医院治疗（具体治疗方案不详），症状可缓解。2 天前，再次排黑色柏油样便 1 次，随后晚餐时感到恶心伴呕吐，呕吐物为胃内容物及鲜血，出血量约 50 mL，无血块，自服"三七粉"后无继续呕血，大便转黄，未行其他治疗。入院前 2 小时，患者又呕吐鲜血数次，总量约 1200 mL，伴头晕、乏力、心悸、出冷汗，遂急诊收住入院。

既往史：肝硬化病史 12 年。

体格检查

T：37 ℃；P：104 次/分；R：26 次/分；BP：90/65 mmHg

神志清，精神差。全身皮肤苍白、湿冷，口唇及甲床发绀，轻度肝掌，未见蜘蛛痣。腹壁浅静脉曲张，肝、脾肋下未触及，移动性浊音（±）。

辅助检查

实验室检查：血常规示 RBC $1.2×10^{12}$/L；HGB 62 g/L；WBC $8.3×10^9$/L。肾功能示 BUN 8.16 mmol/L；Cr 182.6 μmol/L。凝血功能：PT 24.4 秒；APTT 51.2 秒；INR 2.9 秒。

治疗经过：静脉输入新鲜全血 400 mL，静滴垂体后叶素 10U 加入 0.9% 生理盐水 200 mL。食道内三腔二囊管压迫止血。疗效欠佳，血压降至 85/50 mmHg。3 小时后昏迷，皮肤出现大片淤斑，脉搏未能触及，心跳无力，血压降至 55/35 mmHg。入院后始终无尿，虽经积极抢救，但 6 小时后仍死亡。

讨论：

1. 上消化道出血常见的病因有哪些？
2. 患者呕血后出现心悸、出冷汗等症状，提示机体什么神经被激活？
3. 患者全身皮肤冷且苍白，提示其微循环处于什么状态？
4. 患者呕血后，机体通过哪些代偿手段以维持血压？
5. 结合案例和所学知识，分析患者反复上消化道出血及黑便的机制。
6. 结合临床表现，推断患者血压降至 85/50 mmHg 时，其微循环处于何种状态？
7. 患者入院后始终无尿，提示肾功能是否正常？患者无尿的机制是什么？
8. 试分析临床对患者的处理方法是否得当？并说明理由。
9. 若进行尸检，患者肝脏可见何种特征性病变？
10. 试分析患者的直接死因？

病例五

患者，男，3 岁。

主诉： 发热、咳嗽 5 天，高热、烦躁不安加重 1 天（病史由家属代述）。

现病史： 患儿 5 天前开始低热，37.5 ℃左右。咳嗽流涕，伴非喷射性呕吐 3 次，大便正常。给予安痛定及庆大霉素肌内注射，病情未见明显好转。入院前 1 天，家人用未经消毒的缝针进行口腔、肛门挑治。挑治后肛门出血约 250 mL，夜间病情加重，烦躁不安，急诊入院。

体格检查

T：39.7 ℃；P：120 次/分；R：30 次/分；BP：60/40 mmHg

神志不清，口周发绀，四肢厥冷，皮肤出现花斑及散在淤点、淤斑。咽部充血，扁桃体Ⅱ度肿大，表面覆有脓苔，口腔黏膜欠光滑，留有挑治后淤血痕迹，牙龈处可见渗血。双肺底可闻及散在湿性啰音。心率 120 次/分，律齐，心音低钝。肛门处可见针挑破后淤血，局部红肿，覆有血痂。脑膜刺激征阴性。

辅助检查

血常规：WBC 14.4×10^9/L；NEUT% 80%；RBC 2.8×10^{12}/L；HGB 75 g/L；PLT 44×10^9/L。

治疗经过：给予吸氧、抗感染、抗凝、升压及对症处理，血压维持在（95～70）/（56～54）mmHg。次日下午，排柏油样便 1 次，量为 50 mL。患儿一般状态欠佳，嗜睡、烦躁交替出现。颜面水肿；双肺呼吸音粗糙；腹胀。实验室检查跟踪患者进展情况：PLT 53×10^9/L；CT 12 分钟；APTT 49 秒；CO_2CP 15.22 mmol/L；BUN 14.28 mmol/L。诊断为"败血症并发 DIC"。在综合治疗同时，加抗凝、止血、输血治疗。入院 3～4 天共排柏油便 6 次，第 5 天血压稳定在 90/65 mmHg，症状明显好转，PLT 升至 150×10^9/L，其他化验单均恢复至正常范围，第 13 天痊愈出院。

讨论：

1. 患儿"牙龈渗血、皮肤出现散在淤点、淤斑"给你哪些提示？
2. 试分析患者红细胞、血小板、血红蛋白为什么都低于正常，而白细胞明显升高？
3. 患者白细胞总数及中性粒细胞比例均升高，说明什么？
4. 针对案例做出诊断，并给出诊断依据。
5. 分析患儿入院后的临床表现与病程发展及并发 DIC 的机制。
6. 试述患儿的病情发展经历了哪些阶段及各阶段病理生理变化的特点。
7. 患儿入院后 3～4 天排柏油样便的机制是什么？
8. 如果不及时救治，患儿还可能出现哪些病理变化？

病例六

患者，女，34 岁。

主诉：流产术后 1 天，发热伴呕吐 3 小时。

现病史：患者孕 10^+ 周。近 1 个月食欲减退，疲乏无力，烦躁，睡眠不佳，伴双腿疼痛难忍，于 5 月 15 日下午前往当地医院要求终止妊娠。经检查合格后，在严格消毒下行流产术，术后患者自行回家。次日患者突然出现发热，呕吐 2 次，非喷射性，遂入院治疗。

体格检查

T：38.9 ℃；P：120 次/分；R：29 次/分；BP：110/75 mmHg

神志清晰，面色苍白，全身皮肤可见广泛、散在的淤点、淤斑。呼吸急促，双肺呼吸音粗，可闻及散在湿性啰音。心率 120 次/分，律齐，心音弱，心前区可闻及 2/6 级收缩期吹风样杂音，余（-）。

辅助检查

血常规：HGB 50 g/L；WBC 26.6×10^9/L；NEUT% 90%。

治疗经过：入院后给予抗感染治疗，5 小时后症状无明显好转。因入院检查患者血红蛋白很低，予以输血。其间发现患者无红细胞、无尿，考虑为急性溶血（原因待查）、急性肾功能衰竭。遂分两次给予氟美松 1000mg 静滴，并申请转院治疗，患者在转院过程中死亡。

尸检摘要

心脏和血管：心脏内无血液，可见灰粉色凝脂样物。心包腔内可见少量血性液体约 30 mL。胸腔内可见较多紫红色积血，约 750 mL。冠状动脉未见狭窄，主动脉根部见少量黄白色斑块。镜下观察：部分心肌细胞肥大，间质血管内充满中性粒细胞。

肺脏：双肺脏均呈暗红色，局部呈黑红色。镜下观察：双肺大部分肺泡腔内充满脱落的上皮细胞、中性粒细胞、淋巴细胞等炎细胞；部分肺泡腔内充满粉染液体及红细胞；部分肺泡间隔断裂、融合，另于部分肺泡腔内可见透明膜形成。间质小血管内充满中性粒细胞。

腹腔：腹腔内可见血性液体约 200 mL。胃肠充盈明显，胃大弯长 50 cm，胃小弯长 18 cm。胃浆膜面呈紫黑色，胃黏膜灰色与粉红色相间，可见淤斑。胃内容物为灰绿色液体，镜下可见胃及肠黏膜广泛灶性出血，急性炎细胞浸润。另见肝脏中央静脉及肝窦弥漫性淤血扩张，双肾上腺弥漫性出血。

讨论：

1. 试分析患者在输血过程中红细胞消失最可能的原因是什么？
2. 试分析急性溶血导致肾功能衰竭的机制是什么？
3. 根据病史，结合尸检结果，分析患者胸腔、心包腔、腹腔为什么会有血性积液？
4. 结合尸检结果，给出肺部组织学改变的病理诊断？
5. 患者胃肠道出血、双肾上腺弥漫性出血的原因和机制是什么？
6. 分析导致患者死亡的直接原因。

（夏雷、李能莲）

第四章　炎症 ▷▷▷▷

病例一

第一幕

患者，男，16 岁。

主诉： 左小腿肿胀 1 周，加重伴发热、头痛、咳嗽 2 天。

现病史： 患者 1 周前无明显诱因出现左侧内踝肿胀，并逐渐蔓延至左小腿及左足。2 天前，左侧内踝肿胀加重，并出现发热、头痛、咳嗽、咳痰等症状。给予肿物穿刺及抗感染治疗，效果不佳。患者自发病以来食欲不振、精神差。

既往史及家族史： 无特殊。

讨论：

1. 请描述上述病变的局部表现和全身反应？

2. 患者左侧内踝的基本病理变化是什么？

3. 患者病变组织为什么会发生肿胀？有何意义？简述其形成机制，其与淤血所致肿胀的机制有何区别？

第二幕

体格检查

T：38.5 ℃；P：96 次/分；R：26 次/分；BP：100/70 mmHg。

神志清，精神差，营养不良。左侧内踝肿胀明显，大小约 3 cm×3 cm×3 cm，肿胀高出皮肤，色红、质软、皮温高、有波动感。左足及左小腿均明显红肿，有压痛，活动度较对侧差。咽部可见充血，双肺可闻及湿性啰音。心率 96 次/分，心音有力，律齐，心脏各瓣膜听诊区未闻及病理性杂音。腹部平坦，肝、脾未触及。腹股沟可触及淋巴结 3 枚，约黄豆大小，质软，略有压痛。

辅助检查

实验室检查：血常规示 WBC 24.9×10^9/L；NEUT% 85.1%；ESR 18 mm/h；CRP 77.9 mg/L。肝功能示 ALT 141 U/L；LDH 325 U/L。

X 线检查：肺纹理增粗伴斑块状模糊阴影，提示支气管肺炎。

腹部彩超：腹腔少量积液。

讨论：

    1. 请用所学知识解释腹股沟淋巴结肿大的可能原因。

    2. 患者外周血白细胞为什么会升高？有何意义？

    3. 患者血生化检查为什么会出现 ALT、LDH 升高？

第三幕

    治疗经过：入院后给予抗感染和对症支持治疗，于左侧内踝肿胀处行诊断性穿刺，抽取液体送常规及细菌培养加药敏检查，穿刺处给予利凡诺尔纱布湿敷。穿刺液检查结果：液体外观浑浊，颜色偏红，低倍镜下脓细胞满视野，伴有少许红细胞，GLB（＋），产酸克雷伯菌（＋）。入院第 2 天左下肢肿胀加剧，局部皮肤有两处破溃，破溃处有血液及脓液混合物流出，其周围皮肤可见散在出血点。于皮肤破溃处进中弯钳，探及左下肢皮肤暗红区，皮下广泛空虚，可见淡黄色液体流出，混杂有大量坏死组织，充分挤压周围皮肤后，给予填塞利凡诺尔引流条并抬高患肢处理。入院第 3 天换药，伤口仍有大量黄色脓液流出，破溃处可挤压出坏死组织。给予常规消毒后，继续填塞引流条，无菌敷料加压包扎。取流出液体送细菌培养加药敏检测，取坏死组织送病理检查，其他检查未做。

    入院后患者持续发热，伴间断性头痛、呕吐，呕吐物为胃内容物。行腰穿术，测脑脊液压力为 25 mmHg，脑脊液蛋白 0.45 g/L。细菌培养结果显示：金黄色葡萄球菌（＋），产酸克雷伯菌（＋）。病变处病理检测结果：坏死组织中可见大量中性粒细胞。入院第 9 天，患者突然出现面色苍白，昏迷，无自主呼吸，胸廓无起伏，心率减慢，双侧瞳孔散大，对光反射消失。速予气管插管、吸痰，连接呼吸机辅助呼吸，但抢救过程中，心电监护显示等电位线，大动脉搏动消失，抢救无效死亡。患者家属拒绝尸检。

讨论：

    1. 试述渗出性炎症的类型，并简述各型渗出性炎症的特点。

    2. 根据案例描述，分析患者左下肢病变属于哪种类型的炎症，并说明诊断依据。

    3. 本例患者脑脊液的改变给你哪些提示？

    4. 试分析该患者可能的直接死亡原因。

病例二

第一幕

患者，男，52 岁。

主诉：鼻尖疖肿 1 周，高热、头痛 3 天，呕吐伴右侧肢体麻木、活动障碍 1 天。

现病史：1 周前，患者用手指挤压鼻尖部疖肿，病灶逐渐扩大，局部红、肿、热、痛，就诊于某乡镇医院（用药不详），效果欠佳。患者 3 天前出现高热、头痛，体温最高达 39.6 ℃，1 天前出现恶心、呕吐，呕吐物为胃内容物，呈非喷射性，无腹泻；并出现右侧上下肢体麻木，伴活动障碍而急诊入院。患者自发病以来精神差、食欲较差，二便正常。

既往史：平素经常发生皮肤疖肿；胆囊炎胆囊切除术后 10 年；糖尿病病史 3 年，血糖控制不理想；患者 4 周前，颈后部肿痛，就诊于某乡镇医院，诊断为"痈"，给予切开引流后好转。否认肝炎、结核病史，否认药物及食物过敏史，否认输血史。

家族史：否认家族遗传病史。

讨论：

1. 解释患者鼻尖部红、肿、热、痛的发生机制。

2. 疖和痈均属于哪种类型的炎症？二者有何区别？其常见病因是什么？

3. 患者挤压鼻尖部疖肿的行为是否妥当？患者出现剧烈头痛和呕吐等表现，结合所学知识和现病史，思考其可能与哪些疾病相关？

4. 结合既往史，思考患者经常发生皮肤疖肿可能与罹患哪种疾病相关。

第二幕

体格检查

T：39.1 ℃；P：106 次/分；R：18 次/分；BP：110/70 mmHg。

发育正常，营养较差，精神欠佳。鼻尖部有一疖肿，花生米大小，周围发红，中心化脓。颈后部有长约 1.0 cm 的手术瘢痕；左颌下淋巴结肿大，表面光滑，活动，与周围无粘连。咽部充血，扁桃体无肿大。双肺未闻及干、湿性啰音；心率 106 次/分，律齐，心音有力，心脏各瓣膜听诊区未闻及病理性杂音。腹部平坦、无膨隆，皮肤可见散在淤点。肝于肋下 3.0 cm 可触及，脾未触及。神经系统检查：右膝腱反射亢进，右下肢 Babinski 征阳性。

辅助检查

实验室检查：血常规示 WBC $17.06×10^9$/L；NEUT% 90.1%；PLT $70×10^9$/L；ESR 30 mm/h。血生化：ALB 20.0 g/L；LDH 367 U/L；CRP 80 mg/L。尿常规检查：蛋白（+），红细胞（++），白细胞（+++），脱落上皮细胞（++）。

X 线检查：左侧胸腔少量积液。

腹部 B 超检查：肝脏形态规则，体积稍大，被膜光滑，实质回声均匀，未见明显结构异常。

头颅 CT：左额叶呈密度稍低的占位性病变，周围为均匀环状高密度带。

讨论：

1. 外周血白细胞总数和分类的异常有助于诊断患者存在哪类炎症？

2. 外周血白细胞增多、颌下淋巴结肿大及肝脏体积增大都属于炎症的哪类表现？

3. 依据临床表现和实验室检查，可确诊患者存在哪种疾病？并推测患者还可能患有哪种疾病？

4. 初步探讨患者左额叶占位性病变可能由何种疾病所致？

第三幕

治疗经过：入院后行开颅穿刺术，穿刺液常规检查证实为脑脓肿，行穿刺液细菌培养：金黄色葡萄球菌生长。行脓肿摘除术，经抗感染及对症支持治疗，患者病情逐渐好转，4 周后出院。

讨论：

1. 明确诊断患者左额叶占位性病变的性质。
2. 从金葡菌的自身特点入手，分析患者头部占位性病变的形成机制是什么？

病例三

第一幕

患者，男，56 岁。

主诉：阵发性右下腹疼痛伴呕吐、发热 5 天，加重 2 天。

现病史：患者 5 天前无明显诱因出现阵发性右下腹疼痛，每次持续 15 分钟左右，疼痛可自行缓解，伴呕吐及发热，呕吐物为胃内容物，呈非喷射性，无腹泻。就诊于当地某卫生所，具体用药不详，效果不明显。近 2 天来病情加重，出现持续性剧痛伴高热，为进一步诊治而入院。患者自发病以来精神、食欲差，近日无大便，尿常规化验正常。

既往史：既往体健，无烟酒嗜好。否认肝炎、结核病等传染病病史，无食物过敏史，无手术外伤史，无输血史。

家族史：否认家族遗传病史。

讨论：

1. 根据患者出现的症状和体征，初步推断患者有可能发生了哪些疾患？为确诊疾病需要做哪些进一步的检查？
2. 依据患者就诊时用药不详，导致大夫无法查询，对于这种现象，你作为医学生有何建议？

第二幕

体格检查

T：38.6 ℃；P：108 次/分；R：27 次/分；BP：110/75 mmHg。

发育正常，营养中等，自动体位，面色苍白，精神欠佳。双肺未闻及干、湿性啰音；心率 108 次/分，律齐，心音有力，心脏各瓣膜听诊区未闻及病理性杂音。腹部膨隆，未见静脉曲张，无胃肠蠕动波；腹肌紧张，呈板状腹，伴明显压痛、反跳痛，腹部未触及明显包块；肝、脾触诊不满意；腹部叩诊呈鼓音，移动性浊音阴性；听诊肠鸣音弱。脊柱、四肢、肛门及生殖器未见异常。神经系统检查：生理反射存在，病理反射未引出。

辅助检查

实验室检查：血常规示 WBC 18.65×10^9/L；NEUT% 80.0%；RBC 3.24×10^{12}/L；HGB 90 g/L；ESR 49 mm/h。血生化：ALT 80 U/L；LDH 431 U/L；CRP 113 mg/L；HBDH 239 U/L；ALB 21.1 g/L。

腹部 B 超：阑尾低回声管状结构，僵硬，横截面呈同心圆显影。肠壁增厚，肠管大量积气；腹腔积液；双肾稍大。考虑急性阑尾炎并穿孔、腹腔积液，请结合临床进一步详查。

X 线检查：胸片：双肺纹理增粗；腹部立位平片：膈下游离气体。

讨论：

1. 请结合体格检查和辅助检查做出初步诊断，并给出诊断依据。

2. 对比分析第一幕后你考虑的可能诊断与第二幕后的初步诊断结果是否一致，给你哪些启示？

3. 体格检查部分存在许多阴性结果的描述，其描述目的是什么？

<h3 style="text-align:center">第三幕</h3>

治疗经过：入院后行剖腹探查术：见腹腔内有约 240 mL 黄白色、稍稠、浑浊伴恶臭味的脓液，洗净脓液，部分送细菌培养加药敏观察。探查见大网膜下降至右下腹，表面充血水肿，部分大网膜可见化脓；小肠广泛粘连，多处成角梗阻，伴充血水肿，表面有大量脓苔覆盖；探查阑尾位于盲肠内侧位，长约 7 cm，直径约 0.5 cm，表面充血水肿明显，且覆有脓苔，距根部 0.5 cm 有穿孔；空、回肠明显扩张，内有大量液体。行肠粘连松解术、阑尾切除术、部分大网膜切除术、腹腔冲洗并加引流术。脓液细菌培养：溶血性链球菌（+）。切除阑尾组织送检，病理报告：蜂窝织炎性阑尾炎伴穿孔，阑尾周围炎。经抗感染对症治疗，3 周后患者痊愈出院。

讨论：

1. 何为化脓性炎症？脓液是如何形成的？

2. 试述化脓性炎症的类型及各型病变特点。

3. 结合病例解释溶血性链球菌引起蜂窝织炎的机制。

4. 结合病例阐述急性炎症的可能经过和结局。

病例四

<h3 style="text-align:center">第一幕</h3>

患者，女，21 岁。

主诉：颈部右侧结块肿大 8 周，加重伴食欲不振、潮热、盗汗 1 周。

现病史：患者 8 周前无明显诱因发现颈部右胸锁乳头肌后缘有结块肿大，约花生米大小，无痛，质韧，活动性可；皮肤表面无红肿，皮温不高。1周前肿物明显增大，伴食欲不振及低热，下午明显，夜间汗出后体温略降。口服阿莫西林，效果不佳，遂来我院就诊。自发病以来神志清，精神可，食欲不振，消瘦，二便正常。

既往史： 既往体健，12年前患肺结核，经抗结核治疗病情好转。否认食物过敏史，否认手术外伤史，否认输血史。预防接种史不详。

家族史： 否认家族遗传病史。

讨论：

1. 患者颈部出现无痛性肿物，存在罹患哪些疾病的可能？
2. 患者服用阿莫西林效果不佳，有何提示？

第二幕

体格检查

T：37.7 ℃；P：86次/分；R：21次/分；BP：110/70 mmHg。

发育正常，营养中等，全身皮肤无黄染、皮疹、淤点、淤斑。右胸锁乳突肌后可触及大小不等结块肿大，大如核桃、小如花生米数枚，质韧，无压痛，活动度可；与周围组织分界清楚，皮温正常。咽部充血，两侧扁桃体Ⅱ度肿大，表面无分泌物。双肺未闻及干、湿性啰音。心率86次/分，心音有力，律齐，心脏各瓣膜听诊区未闻及病理性杂音，无心包摩擦音。肝、脾未触及；脊柱、四肢未见异常。神经系统检查：生理反射存在，病理反射未引出。

辅助检查

实验室检查：血常规示 WBC 8.25×10^9/L；NEUT% 58.1%；L% 28.3%；ESR 35 mm/h。血生化示 ALT 34 U/L；AST 25 U/L。结核菌素试验（PPD试验）呈强阳性。

胸部X线检查：右肺上叶下部可见一4 cm×2 cm大小的纤维条索，考虑为"陈旧性结核病灶"。纵隔增宽，提示纵隔淋巴结肿大。

颈部CT增强检查：颈部见大小不一的多发性、坏死性肿大淋巴结。

讨论：

1. 结合体格检查和辅助检查，初步分析患者淋巴结肿大的原因？并给出诊断依据？
2. 颈部肿物与纵隔病变是否存在关联？尚需进行哪些实验室检查，才能明确诊断颈部病变。

第三幕

治疗经过： 入院后完善相关辅助检查，抗感染，行右颈部肿物切除术，病理报告：右颈部淋巴结结核。经换药、抗结核及对症支持治疗，患者2周后出院，继续遵嘱服药治疗1个疗程。

讨论：

    1. 何为肉芽肿性炎？你熟悉的哪些疾病属于这类炎症？

    2. 简述淋巴结肿物的病理变化特点。

    3. 简述肉芽肿的形成条件。

    4. 如果你作为他的主治大夫，你需要叮嘱患者注意什么？

病例五

第一幕

患者，男，59岁。

主诉： 背部溃疡20年，加重4年，疼痛伴发热、咳嗽3天。

现病史： 患者20年前无明显诱因发现右侧背部有一2 cm×2 cm大小的溃疡，并逐渐增大。曾多次治疗，未见好转。近4年来，溃疡面积明显扩大加深，现约手掌大小，可见肌肉，疼痛不明显，无出血。入院前3天出现畏寒发热，背部疼痛，伴咳嗽、咳痰。

既往史： 患者45年前曾患左肺结核，经抗结核治疗病情好转。

家族史： 否认家族遗传病史。

讨论：

    1. 患者出现咳嗽、咳痰可能的原因是什么？

    2. 根据主诉和现病史，初步推测右侧背部溃疡可能是哪些疾病所致？

    3. 应对患者进行哪方面的检查以明确诊断，并解释相应检查的意义。

第二幕

体格检查

T：38.5 ℃；P：100次/分；R：25次/分；BP：102/76 mmHg。

急性病容，严重消瘦。右上背部皮肤有一约7 cm×8 cm的溃疡，深至肌层，表面有脓苔，无新鲜肉芽组织，触之易出血，未闻及异味，溃疡周边皮肤组织坏死；右上背部皮肤红肿，皮温较高，有压痛。双下肢皮肤可见少数散在淤点。右腋下可触及数枚肿大的淋巴结，质地中等，无粘连。咽部充血，左肺触诊语颤增强，叩诊浊音；右肺可闻及湿性啰音。心率100次/分，律齐，心音有力，心脏各瓣膜听诊区未闻及病理性杂音。腹部膨隆，全腹压痛，移动性浊音阳性，肝于肋下2.5 cm可触及，脾脏未触及。脊柱、四肢未见异常。生理反射存在，病理反射未引出。

辅助检查

实验室检查：血常规示 WBC 21.3×10⁹/L；NEUT% 82.4%；L% 10.7%；ESR 18 mm/h。血生化：CRP 14.5 mg/L。

胸部正位片：左肺不张，右肺弥漫渗出性病变。

讨论：

1. 根据辅助检查，结合右上背部皮肤红肿、皮温高，提示该部位发生了什么病变？

2. 结合血常规，解释患者右肺湿性啰音和腹部移动性浊音阳性可能出现了什么物质集聚？

3. 根据双下肢皮肤出现淤点，结合其他临床表现，推测患者可能出现了什么继发病变？

第三幕

治疗经过： 入院后给予抗感染、对症治疗，并完善检查。心电图：窦性心动过速。腹部 B 超：腹腔大量积液。溃疡面分泌物细菌培养：葡萄球菌（+）。腹腔积液检查：外观浑浊，能自行凝固，黏蛋白定性试验（+），蛋白 45 g/L，细胞数 $700×10^6/L$。右背部皮肤活组织检查：皮肤鳞状细胞癌，侵及肌组织，肌间隙可见大量中性粒细胞浸润。患者在住院期间发热不退，入院后 1 周，患者突然出现神志不清、呼吸不规则，因抢救无效死亡。

尸检摘要

老年男尸，右上背部皮肤有一 7 cm×8 cm 大小溃疡，深至肌层，表面有脓苔，溃疡周边皮肤组织坏死。镜下：心肌细胞水肿，心肌间质可见散在小脓肿病灶。左肺纤维组织增生，局部病理性钙化。

右肺下叶肺泡间隔增宽，肺泡壁毛细血管扩张淤血，小血管内充满白细胞，以中性粒细胞为主，可见细菌菌团，肺泡腔内见水肿液、红细胞及炎细胞。

其他内脏器官实质细胞呈弥漫性水肿及小灶性坏死，间质充血、水肿，组织内可见散在出血点。

讨论：

1. 根据检查结果分析腹腔积液和肺泡腔内液体是渗出液还是漏出液，并简述其形成机制。

2. 分析本例"肌间隙大量中性粒细胞浸润"的形成机制。

3. 患者肺部小血管内出现菌栓，给你什么提示？

4. 分析患者可能的直接死亡原因，解释尸检中出现的病理变化。

病例六

第一幕

患者，男，36 岁。

主诉： 右下肢肿胀、疼痛 20 天，发热伴头痛 7 天。

现病史： 患者 20 天前因骑自行车摔伤后出现右下肢肿胀、疼痛，皮肤有擦伤，较深处有少量出血，就诊于当地医院。X 线检查：骨盆及双侧髋关节骨质未见明显异常，伤口给予简单冲洗、敷药、包扎。7 天前，患者出现发热伴头痛，最高体温 39.5 ℃，当地诊所给予口服尼美舒利、阿莫西林治疗，效果不明显；3 小时前出现右侧下肢活动障碍而收住入院。

既往史：糖尿病病史 10 年。

家族史：否认家族遗传病史。

讨论：

1. 患者右下肢肿胀、疼痛的可能原因是什么？
2. 患者发热伴头痛可能的原因是什么？
3. 为明确诊断，你认为可以对患者进行哪方面的检查，并解释相应检查的意义。

第二幕

体格检查

T：38.0 ℃；P：94 次/分；R：27 次/分；BP：125/80 mmHg。

神志清，精神差；胸、腹部皮肤有少数淤点；右腹股沟可触及数枚肿大的淋巴结，约黄豆大小，无粘连。扁桃体无肿大，咽部充血。双肺未闻及干、湿性啰音，心率 94 次/分，律齐，心脏各瓣膜听诊区未闻及病理性杂音。腹部平坦，肝于肋下 2.5 cm 可触及，脾未触及，全腹无压痛，移动性浊音阴性。右下肢活动障碍，皮肤有数条擦伤痕迹，表面有少许脓性渗出物。右大腿触痛，中上段肿胀明显，皮肤发红，皮温高，右足背动脉搏动较对侧差。肛门及生殖器未见异常；生理反射存在，病理反射未引出。

辅助检查

实验室检查：血常规示 WBC 29.6×10^9/L；NEUT% 75.1%。血生化：ALT 121 U/L；LDH 297 U/L；CRP 63.9 mg/L。血流变：ESR 78 mm/h。尿液检查：蛋白（++），红细胞（+），白细胞（++）。

X 线检查：右髋关节间隙增宽，右股骨近端骨密度减低。

核磁检查：右髋关节肿胀、积液，右股骨周围软组织炎性改变。

腹部彩超：腹腔少量积液。

讨论：

1. 结合患者临床表现和实验室检查，初步判断患者发生了哪些病理变化？
2. 若明确诊断，还需补充哪些辅助检查？

第三幕

治疗经过：入院后完善相关检查，行右髋关节探查、冲洗、置管引流术：右髋关节前外侧切口，切面各组织均明显出血、肿胀；关节囊充血、肿胀，向外隆起；关节囊开窗两处，吸出关节腔内脓性黏稠液，送常规及细菌培养加药敏；滑膜充血、肿胀，与周围组织有粘连，取 2 小块滑膜送病理检查；股骨头灰白色、表面毛糙、向外上方移位，股骨颈处骨质疏松，骨膜与骨质分离。关节腔吸出液检查结果：外观浑浊，脓细胞满视野，表皮葡萄球菌阳性；病理检查结果：（右髋关节）见化脓性渗出物及少许增生的滑膜组织。入院后积极抗感染、脓肿留置冲洗引流管、对症支持治疗，患者仍发热，有嗜

睡表现，食欲差，精神萎靡，颈项强直，病情加重。急查头颅 CT 示：左额顶部多发性脑脓肿。在后续治疗中突然昏迷、惊厥，呼吸不规则，经抢救无效死亡。

讨论：

　　1. 关节腔吸出的液体为渗出液，还是漏出液？两者如何区分？

　　2. 从炎症性质分析，本例患者的炎症类型是什么？除此之外，炎症还有哪些类型？

　　3. 分析患者可能的死亡原因以及病变的发生发展。

病例七

第一幕

　　患者，男，19 岁。

　　主诉： 阑尾炎切除术后，伤口渗液 3 天，发热 1 天。

　　现病史： 患者 10 天前因腹痛伴呕吐、发热，在当地医院剖腹探查。诊断：坏疽性阑尾炎，肠粘连，弥漫性腹膜炎，不全肠梗阻。行肠粘连松解及阑尾切除术，术后经抗感染、对症支持治疗，病情好转出院。3 天前，无明显诱因手术切口部位出现渗液、疼痛，当地卫生所给予局部消毒、包扎。1 天前，切口周围皮肤出现红肿，疼痛加重，自觉发热，测体温 39.8 ℃。患者自发病以来自觉精神欠佳，食欲差，尿量少，大便尚可。

　　既往史： 既往体健，否认肝炎、结核病等传染病病史及接触史，否认药物、食物过敏史，无输血及血液制品史，预防接种史不详。

　　家族史： 否认家族遗传病史。

讨论：

　　1. 简述引起坏疽性阑尾炎的常见病因。

　　2. 结合病史，推测患者尿少的可能原因是什么？

第二幕

　　体格检查

　　T：39.0 ℃；P：103 次/分；R 30 次/分；BP：125/85 mmHg。

　　神志清，精神欠佳。双肺呼吸音清，未闻及干、湿性啰音；心率 103 次/分，律齐，心音有力，心脏各瓣膜听诊区未闻及病理性杂音。腹部：右下腹部可见一长约 5.0 cm 手术切口，切口表面见黄白色稀薄渗出物，切口周围皮肤出现红肿、压痛，肝脾触诊不满意，移动性浊音阴性。脊柱、四肢、肛门及生殖器未见异常。

　　神经系统检查：生理反射存在，病理反射未引出。

　　辅助检查

　　实验室检查：血常规示 WBC 18×10^9/L；NEUT% 83.4%；ESR 80 mm/h。血生化：CRP 242.6 mg/L。肝功能：ALT 96 U/L；ALB 28.1 g/L；GLB 34.2 g/L。尿液检查：蛋白（+），红细胞（+），白细胞（++）。

　　心电图提示：窦性心动过速。

胸部 X 线检查：心肺未见异常。

讨论：

1. 结合患者主诉、体格检查和辅助检查，做出疾病诊断并提供诊断依据。
2. 患者手术切口周围皮肤出现红肿及压痛的机制是什么？
3. 患者尿量减少及尿常规异常提示肾脏功能是否正常，初步推测其病理变化。

第三幕

治疗经过：入院后伤口渗液培养：溶血性链球菌生长。经应用大剂量抗生素，切开引流，清洗、消毒伤口，对症支持治疗，患者体温降至正常，病情好转出院。

讨论：

1. 溶血性链球菌感染可以引起哪些疾患？
2. 若患者治疗不及时，可能出现哪些后果？

病例八

患者，男，16 岁。

主诉：咽痛 8 天，下颌肿痛伴发热 3 天。

现病史：患者 8 天前感觉咽部肿痛，鼻塞，流涕，未予处理。3 天前，逐渐感觉下颌肿胀、疼痛难忍，并感浑身发冷、寒战、乏力。自测体温为 39.2 ℃，急诊入院。

体格检查

T：38.8 ℃；P：106 次/分；R：27 次/分；BP：110/80 mmHg。

急性病容，心率 106 次/分，律齐。肺部听诊区未闻及干、湿性啰音，呼吸深快。左侧颌下可见一核桃大小肿物，表面红、肿、热、痛，有波动感，边界不清。周围淋巴结可触及、质软，患者头部活动部分受限。腹部平软，无疼痛，四肢活动自如。

辅助检查

血常规：WBC 14×10^9/L；NEUT% 87%；L% 12%；M% 1%。尿常规未见异常。

治疗经过：患者急诊收住入院，给予静脉滴注抗生素。3 天后，体温下降，温度波动于 37~38 ℃，肿物逐渐变软、局限；随后做 T 形切口引流，引流物为血色黏稠脓液，插油纱条，每日生理盐水清洗伤口，常规换药。一周后体温正常，颌下伤口渐愈，予以出院。

讨论：

1. 给出患者颌下病变的病理诊断是什么？
2. 患者病变局部有哪些临床表现？其全身反应与局部表现有何联系？
3. 患者血常规是否正常，该血常规结果对疾病的诊疗有何指导意义？
4. 病变局部出现波动感，给你哪些提示？
5. 局部病变切开后流出的脓液为何不发生凝固？
6. 患者应用抗生素治疗的依据是什么？

病例九

患者，男，23 岁。

主诉：右足拇趾化脓 10 天，畏寒发热 2 天。

现病史：入院前 10 天跌伤后，右足拇趾出现红肿、疼痛、感染化脓。自己用酒精烧灼的小刀切开引流。2 天前局部疼痛加重，寒战、高热，卧床，神志不清，急诊入院。

既往史：无特殊。

体格检查

T：39 ℃；P：113 次/分；R：30 次/分；BP：116/80 mmHg。

急性病容，神志不清，全身皮肤有多处淤点、淤斑；心率 113 次/分，律齐，各瓣膜听诊区未闻及病理性杂音；双肺可闻及较多湿性啰音；腹软，肝、脾肿大。右小腿下部发红肿胀，右足拇趾红肿，腘窝及右腹股沟可触及肿大淋巴结。

辅助检查

血常规：RBC 3.5×10^{12}/L；WBC 25.0×10^9/L；NEUT% 89%；L% 10%。

治疗经过：入院后即局部切开引流，并使用大量抗生素、激素治疗。入院后 12 小时，患者血压进行性下降，处于休克状态，病情持续恶化，全身皮肤黏膜逐渐出现淤点淤斑，经积极抢救无效，于入院后第 3 日死亡。

尸检摘要：发育正常，营养中等，躯干上半部皮肤散在多数淤斑，双膝关节处有大片淤斑，右下肢踝关节内侧见一外科切开引流切口，周围皮肤呈弥漫性红肿。右足拇趾外侧见一 1.5 cm 长的外伤创口，表面有脓性渗出物覆盖。双肺上叶后部及胸壁有灶性纤维性粘连，表面有多处大小不等的出血区及灰黄色粟粒大小的脓肿，肺广泛充血、实变，有出血性梗死灶及小脓肿形成。全身内脏器官明显充血，心外膜、消化道壁、肾上腺、脾脏有散在出血点。镜下：心、肝、肾、脑实质细胞可见变性、坏死。血液培养：溶血性链球菌（+）；肺内脓液培养：金黄色葡萄球菌（+）。

讨论：

1. 患者自行处理足部病变是否妥当？为什么？
2. 腘窝及右腹股沟淋巴结为何会出现肿大？
3. 结合现病史和体格检查、实验室检查，对该案例做出诊断，并给出诊断依据。
4. 患者皮肤为何会出现淤点、淤斑？肺部和其他脏器的病变是如何发生的？
5. 分析患者的直接死因。

病例十

患者，女，15 岁。

主诉：右腹壁肿物 7 天，伴高热、咳嗽，右踝肿痛 3 天。

现病史：患者 7 天前在右腹壁发现一肿物，色红、疼痛、皮温升高，约 1 cm×1 cm 大小，并逐渐增大，在当地医院进行输液治疗（具体不详）4 天，病情无好转。近 3 天来，出现右踝关节疼痛、活动受限、乏力、咳嗽及寒战、高热，最高达 39.0 ℃，遂急诊入院。患者自发病以来，精神、食欲欠佳，二便正常。

既往史和家族史：患者 10 年前曾患结核性胸膜炎，经抗结核治疗痊愈。

体格检查

T：39.2 ℃；P：108 次/分；R：27 次/分；BP：90/60 mmHg。

发育正常，营养查，急性病容，精神差。躯干、四肢皮肤可见散在淤点。双侧腋下可触及数枚肿大的淋巴结，质地中等、无粘连。两肺可闻及散在湿性啰音，心率 108 次/分，律齐。腹部膨隆，移动性浊音阳性，肝肋下 3.0 cm 可触及；右腹壁皮下触及 6 cm×5 cm 大小包块，质软，有波动感，有压痛，皮肤发红，皮温较高。右踝关节周围轻度红肿，活动受限。

辅助检查

血常规：WBC 23.6×10⁹/L；NEUT% 87.1%；ESR 110 mm/h。

X 线检查：胸部正位片：双肺渗出性病变，左侧胸膜增厚；踝关节正位片：关节囊肿胀、间隙变宽，关节周围肿胀。

腹部 CT：右腹壁皮下脓肿，第 7 前肋受累破坏。

关节滑液检查：滑液为脓性。WBC 52×10⁹/L；NEUT% 83%。

治疗经过：入院后腹部 B 超示：腹腔积液。血培养：葡萄球菌阳性；腹腔积液检查：渗出液。活组织检查：（右腹壁）送检组织符合脓肿壁改变，（左踝关节）化脓性炎症。住院期间给予抗感染、脓肿切开引流、对症治疗，但患者病情持续加重，高热不退；继而血压下降，心率加快、律不齐，昏迷，呼吸不规则，经抢救无效死亡。

尸检摘要：躯干、四肢皮肤可见散在淤点。心肌间质、双侧肺组织、肾组织、肝组织多发性小脓肿病灶，镜下见其实质细胞变性、坏死，间质可见充血、水肿、大量中性粒细胞浸润，偶见细菌菌团；组织内有散在出血点。

讨论：

1. 患者右腹壁肿物的病变性质是什么，请给出依据。
2. 结合以上信息对踝关节病变做出病理诊断。
3. 尸检阳性结果与腹部病变之间有何关联？
4. 患者的炎症类型是什么？炎症还有哪些类型？
5. 结合病例描述，分析炎症的扩散途径？
6. 分析患者可能的直接死因。

病例十一

患者，男，42 岁。

主诉：左眼睑局限性肿胀 10 天，发热 3 天，抽搐 1 次。

现病史：10 天前患者左眼睑内侧局限性肿胀，皮肤颜色逐渐变红，自服消炎药物，未见明显缓解。3 天前肿胀加重，局部破溃，流出少量黄白色黏稠脓液，患者自行挤压，挤出多量脓液；之后病情加重，出现发热、头痛，体温最高达 38.5 ℃；今日抽搐 1 次，发作时意识丧失，双眼凝视，四肢肌张力高，持续约 2 分钟后清醒。自发病以来，精神、食欲差，二便正常。

既往史：既往体健。

体格检查

T：39.0 ℃；P：100 次/分；R：25 次/分；BP：120/85 mmHg。

发育正常，营养中等，精神差。左眼睑内侧皮肤约 2 cm×1 cm 红肿，边界不清，有触痛，中央有一个小破溃口，有灰白色脓液流出。胸部皮肤散在出血点，双侧耳后、颌下淋巴结肿大，表面光滑，无粘连，扁桃体不大。双肺未闻及干、湿性啰音，心音有力，律齐；腹部平坦、软，肝脾未触及；脊柱、四肢未见异常；生理反射存在，病理反射未引出。

辅助检查

血常规：WBC 19.1×10^9/L；NEUT% 89.0%；ESR 30 mm/h。

X 线检查：双侧胸腔少量积液。

头颅 CT：左侧颞顶叶脑脓肿。

治疗经过：眼睑局部引流换药，脑脓肿行置管引流术；术中经左侧颞顶部垂直穿刺入针，引流液呈脓性，含大量絮状物，冲洗至清亮后接外引流瓶。经术后持续引流、抗感染对症支持治疗，患者病情逐渐好转，4 周后出院。

讨论：

1. 患者左眼睑的病变性质是什么，并给出诊断依据。

2. 左眼睑病变与左侧颞叶、顶叶脑脓肿是否相关？

3. 推测左侧眼睑病变和脑脓肿的病原微生物是什么？

4. 简述化脓性炎病情恶化后的扩散途径。

5. 你作为医学生或者临床医师，从本病例中可获得哪些经验教训？

病例十二

患者，男，12 岁。

主诉：左面部疖肿 2 周，昏迷高热 1 小时。

现病史：患者 2 周前左侧面部长一直径约 3 cm 的疖肿，并伴有明显疼痛。数天后，被其母亲用针扎穿并挤出脓性血液；2 天后患者发生寒战、高热，同时伴有头痛及呕吐，效果不佳（具体治疗措施不详），病情加重，1 小时前突发昏迷、抽搐而急诊入院。

既往史：既往体弱，预防接种史不详。

体格检查

T：39 ℃；P：140 次/分；R：35 次/分；BP：110/75 mmHg。

营养不良，发育较差，神志不清，面部有一 2 cm×3 cm 大小的红肿区，略有波动感。神经系统查体：昏迷状态，刺痛不睁眼，问话无应答，查体不合作。双侧瞳孔等大等圆，对光反射存在。四肢刺痛可动。

辅助检查

血常规：WBC 22×10^9/L；NEUT% 87%。血培养：金黄色葡萄球菌（+）。

治疗经过：入院后，经过控制体温、降颅压等措施抢救无效死亡。

尸检摘要：死者发育、营养差，面部有一 2 cm×3 cm 大小肿胀区，切开有脓血液流出。颅腔及大脑左额区大量灰黄色脓液填充，有一 4 cm×4 cm×5 cm 大小脓腔形成。切片观察见上述部位脑组织坏死，伴大量中性粒细胞浸润，周围见肉芽组织。

讨论：

1. 金黄色葡萄球菌感染通常引起哪种类型的炎症？常累及哪些部位？
2. 引起疖肿的常见病因是什么？
3. 患儿母亲用针扎穿并挤出脓性血液的行为是否妥当，为什么？
4. 患者左侧面部病变与脑部病变是否存在关联？
5. 阐述患者直接死因，应如何对该病进行预防？

病例十三

患者，女，62 岁。

主诉：发热伴上腹痛 3 天。

现病史：患者 2 前出现发热、上腹痛，体温高达 38.8 ℃，在当地医院行抗生素治疗无好转。第 3 天，上述症状加重，呕吐数次，神志不清而转入我院。

既往史：患者糖尿病病史 7 年，胆囊结石史 2 年。

体格检查

T：38.2 ℃；P：120 次/分；R：30 次/分；BP：90/60 mmHg。

精神淡漠，巩膜及周身皮肤黄染，颈部淋巴结肿大。双肺呼吸音粗，可闻及散在的湿性啰音，心音弱，剑突下、上腹及右上腹压痛，肝、脾触诊不满意。

辅助检查

血常规：WBC 28.4×10^9/L；NEUT% 85%。

腹部 B 超：肝肿大，肝内胆管扩张，胆囊结石，脾肿大。

治疗经过：入院后经胃肠减压、抗炎、抗休克治疗，2 天后因治疗无效死亡。

尸检摘要：老年女尸，身长 161 cm，体重 55 kg。全身皮肤黄染。颈部及腹股沟淋巴结肿大。

心脏重 270 g，镜下见心肌细胞变性和少量细胞坏死。

肺重 1450 g，切面有淡粉色液体溢出，镜下见弥漫性肺淤血水肿。

肝脏重 1800 g，体积增大，颜色苍白，胆管扩张并可见腔内黄白色脓性渗出物。

脾、肾脏均肿大。

讨论：

1. 分析患者病情加重的可能原因。
2. 简述患者发生神志不清的可能原因和机制。
3. 患者巩膜及周身皮肤出现黄染的原因有哪些？
4. 试述哪些因素促进了患者的病情进展，其直接死因是什么？
5. 试述感染性休克的特点。

（郭茂娟、唐群、李姝玉）

第五章　肿瘤 ▷▷▷▷

病例一

第一幕

患者，男，44 岁。

主诉：结肠肿物切除术后半年，右上腹渐进性疼痛 2 个月。

现病史：患者于半年前开始出现鲜血便，伴食欲不振、消瘦、时有腹痛，就诊于当地医院。肠镜检查：结肠近回盲部见一溃疡状肿物，直径约 4 cm，边缘呈不规则隆起。遂行结肠肿物切除术，术中发现网膜及肠系膜上有若干灰白色结节，肝脏表面亦见多个灰白色结节状隆起。术后病理结果提示：结肠近回盲部见上皮异型增生，呈腺管状结构排列，局部可见绒毛状结构，分布于肠壁各层；大网膜和肝脏亦可见腺管状结构排列的异型增生上皮。术后患者症状好转出院。近 2 个月来，患者右上腹反复胀痛，时有加重，因疼痛难忍，为求进一步诊治而入住我院。

既往史：否认肝炎及结核病史，无烟酒嗜好。

家族史：否认家族遗传病史。

讨论：

1. 便血的常见病因有哪些？

2. 患者结肠肿物切除术后，再次出现右上腹胀痛，以及出现较大、边缘不规则的肿物，给你哪些提示？

3. 你认为需要对患者进行哪些方面的检查来明确诊断，并解释相应指标的意义。

第二幕

体格检查

T：36.5 ℃；P：78 次/分；R：19 次/分；BP：110/76 mmHg。

体型明显消瘦、虚弱，心肺检查正常，右上腹及右胸微隆起，肝上界位于第四肋，下界平脐，质硬，表面凹凸不平，有压痛，神经系统及四肢脊柱均无异常。

辅助检查

实验室检查：血常规示 RBC 3.5×10^{12}/L；HGB 100 g/L；WBC 8.6×10^9/L；NEUT% 75%；PLT 80×10^9/L；PT 16.6 秒。肝功能：TBIL 100.4 μmol/L；DBIL 52.8 μmol/L；

SIB 47.6 μmol/L；ALB 25 g/L；GLB 38 g/L；ALT 806 U/L；AST 178 U/L。AFP（−），乙肝五项均为阴性。

影像学：肝脏 B 超及 CT 扫描见肝内多发性占位性病变，直径 1~3 cm，以肝右叶为主。

讨论：

1. 请结合主诉、体格检查和辅助检查对肝脏占位性病变做出初步诊断，并提供诊断依据。

2. 患者肝功能是否异常，结合肝脏病变，给出初步诊断。

3. 患者的凝血酶原时间异常说明什么问题？

4. 推测肝脏病变与已切除的结肠肿物之间是否存在关联，若证实你的猜想，需要做哪些进一步的检测？

第三幕

治疗经过：住院后一般情况差，2 周后出现明显乏力、黄疸，凝血时间延长，肝功能损害加重，肠梗阻，给予护肝及其他对症治疗，但终因病情进行性加重而死亡。

尸检摘要：中年男尸，身长 167 cm，体重 48 kg，消瘦。

皮肤、巩膜无黄染。右胸下部及右上腹隆起，血性腹水 450 mL，涂片见腺癌细胞。

肝脏：3780 g，38 cm×31 cm×19 cm，灰褐色。表面以及切面见若干灰白色实性结节，境界较清楚，直径 1~5 cm，部分结节中央出血坏死；光镜下，结节主要为异型增生的上皮，呈管状结构，局部呈绒毛状，在正常肝组织中浸润性生长。

肺脏：暗红色，双肺各叶均见若干灰白色结节，直径 0.3~0.5 cm；光镜下见结节主要为异型增生的上皮，呈管状结构，在肺组织中浸润性生长。肺门淋巴结肿大 2 枚，直径约 2 cm，互相融合，质硬；光镜下见其正常结构被破坏，内见上皮异型增生，呈管状结构。

胰脏：重量 100 g；光镜下胰组织未见异型增生的腺上皮。胰头附近淋巴结肿大（3 cm×3 cm×2 cm），切面灰白，中央坏死；光镜下见其正常结构破坏，内有异型增生的上皮，呈管状结构。

腹腔淋巴结：腹主动脉旁淋巴结肿大粘连，呈 5.5 cm×2 cm×2 cm 肿块，肠系膜淋巴结肿大 7 枚，直径 0.5~1.5 cm。

小肠：未见明显病变。

结肠：结肠近回盲部吻合口周围与大网膜粘连，结肠吻合口黏膜面见菜花状肿物 1 个，大小约 0.8 cm，部分肿物表面溃烂；光镜下，异型增生腺上皮浸润结肠黏膜下层，呈管状、绒毛状结构，细胞圆形、异型性明显，可见病理性核分裂，伴纤维组织增生。免疫组织化学染色：异型上皮 CK（+）、CDX2（+）、Villin（+）、Ki-67 约 80%（+）。

讨论：

1. 患者的主要死因是什么？

2. 尸检所见肝、肺及淋巴结病变与结肠病变有何关联？

3. 结肠病变通过何种途径到达肺及肺门淋巴结、胰头附近淋巴结、腹主动脉旁淋巴结？

4. 根据你查阅的资料，分析该患者原发部位的肿瘤是如何发生发展的，可能与哪些因素有关？

病例二

第一幕

患者，女，66岁，退休工人。

主诉： 反复中上腹疼痛 2 年，加重 3 个月，腹部剧痛、不能进食 1 天。

现病史： 2 年前无明显诱因出现中上腹部阵发性隐痛，无放射痛，疼痛与进食无关，伴反酸嗳气，无恶心呕吐、胸骨后灼热感，无呕血及黑便等症状。中上腹部疼痛时有反复，未诊治。近 3 个月病情加重，到当地卫生院予抑酸、抗菌、护胃等药物治疗，病情有所好转。1 天前，中上腹部出现胀痛不适，随后疼痛剧烈，不能进食，遂入院诊治。

既往史： 有长期胃部不适及隐痛病史，未系统治疗。高血压病病史 6 年，长期服用硝苯地平缓释片及卡托普利片来控制血压。

家族史： 否认家族遗传病史。

讨论：

1. 患者最可能的病变部位是何处？

2. 患者上腹部疼痛与进食无关，提示该部位可能发生了什么病变？若相关，则可能发生了什么病变？

3. 患者在隐痛半年的基础上，疼痛加重，不能进食，提示病情可能发生了什么进展？

4. 你认为需要对患者进行哪方面的检查？并解释相应检查的意义。

第二幕

体格检查

T：36 ℃；P：86 次/分；R：21 次/分；BP：165/100 mmHg。

发育正常，神志清，精神欠佳，明显消瘦，慢性病容，皮肤苍白，呈贫血貌。皮肤、巩膜轻度黄染，未见肝掌及蜘蛛痣；左锁骨上淋巴结肿大，约 2 cm×1 cm×1 cm，质硬，活动度差，无痛。心肺检查无异常，腹平软。中腹部可触及大小约 6 cm×6 cm×4 cm 的不规则包块，边界不清，有触痛，质硬，中上腹部压痛。肝右肋下 4 cm 可触及，肝区有压痛、叩击痛，Murphy 征阴性。

辅助检查

实验室检查：乙肝五项：HbsAg（＋），HbeAb（＋），HbcAb（＋），HbsAb（－），

HbeAg（-）。

胃镜检查：胃窦部胃小弯侧有一巨大溃疡型肿物（约 6 cm×5 cm×4 cm），底部有出血、坏死，胃壁僵硬，蠕动消失。

腹部 B 超及 CT 检查：肝脏多发占位性病灶，最大者长径大约 3 cm。双侧卵巢肿大，表面多个结节性隆起肿物。

讨论：

1. 左锁骨上淋巴结肿大可能的原因有哪些？患者淋巴结质地硬、活动度差、无痛，提示其最可能的病变是什么？

2. 患者胃窦部出现巨大溃疡，你推测可能是良性，还是恶性的？如何鉴别胃的良、恶性溃疡？

3. 患者腹部 B 超及 CT 检查发现肝脏和卵巢出现了占位性病变，提示患者胃部溃疡是良性，还是恶性？

4. 胃部病变与肝脏和卵巢病变之间有何关联？有哪些临床症状及体征支持你的诊断？若确诊，尚需进行哪些后续的检查？

第三幕

治疗经过：患者住院两周后，突发呼吸困难，并发右心功能衰竭，给予尼可刹米、肾上腺素等药物积极治疗，经抢救无效死亡。

尸检摘要：老年女尸，身长 163 cm，体重 43 kg，发育正常，营养较差，明显消瘦，皮肤、巩膜轻度黄染，食道无静脉曲张、无破裂出血，胸廓无畸形。左锁骨上窝淋巴结肿大，大小 3 cm×3 cm×1.5 cm，切面灰白，实性；光镜下淋巴结组织内见异型上皮细胞团，呈腺样结构排列。

肺脏：暗红色，各肺叶大小比例未见异常，于肺中等动脉内见多处暗红血栓，堵塞动脉血管；光镜下见血栓由血小板小梁、小梁间大量红细胞、纤维素及异型上皮细胞团组成，少许异型细胞呈印戒状。

心脏：重 450 g，轻度增大。

肝脏：重 3590 g，显著增大，大小 31 cm×29 cm×21 cm，表面见多个结节。切面右叶见 1~3 cm 大小结节数个，境界清楚，圆形或卵圆形；其余肝脏未见明显病变。光镜下结节内见上皮异型增生，呈腺样结构排列。

脾脏：重 335 g。

胃：胃窦胃小弯侧见隆起性溃疡，大小 6 cm×5 cm×4 cm，边缘及底部凹凸不平，灰白色组织浸润胃壁全层，该处胃壁僵硬。胃网膜多个灰白结节，大小 0.5~1.5 cm。光镜下见上皮异型增生遍及胃壁全层，呈腺样结构排列，局部呈印戒细胞状。

胰：重 100 g，结构无改变，胰脏表面多个灰白结节，直径 0.5~1 cm。光镜下见异型上皮细胞，呈腺样结构排列，局部呈印戒细胞状。

腹腔肠系膜淋巴结若干，直径 0.5~1.5 cm，灰白；光镜下见异型上皮细胞团，呈腺样结构排列。小肠及结肠浆膜表面灰白结节若干，直径 0.5~1.3 cm；光镜下为异型上皮细胞团，呈腺样结构排列，局部细胞呈印戒状。

附件：双侧卵巢肿大，大小分别是左侧 6 cm×4 cm×3 cm，右侧 5 cm×5 cm×4 cm，双侧输卵管与卵巢粘连融合；光镜下双侧卵巢组织内见异型上皮细胞团，呈腺样结构排列，侵及输卵管。

脑、肾等脏器未见明显病变。

讨论：

1. 患者全身多处发生病变，根据形态学特点，判断哪个脏器是原发病变部位？其他脏器病变与原发部位是何关系？是经何种途径到达其他脏器的？

2. 患者严重消瘦呈贫血貌，提示其发生了什么改变？解释可能的机制。

3. 患者卵巢发生了何种病变，有何种病理称谓？

4. 根据尸检情况，分析患者最可能的死因。

病例三

第一幕

患者，女，48 岁，农民。

主诉： 阴道分泌物增加，伴接触性阴道出血 3 个月余。

现病史： 3 个月来，出现阴道分泌物增加。同房后阴道不规则出血，色淡红，量不多，有血块。下腹部隐痛，偶有头晕、乏力。

既往史： 患者有慢性宫颈炎伴黏膜糜烂 20 余年，曾在当地诊断为宫颈非典型增生，CIN Ⅲ级，未予治疗；否认结核、肝炎等传染病病史；否认肿瘤病史。

月经史： 平素月经尚规律，（4~5）/28 天，经量中等，色暗红，无痛经。3 年前，月经量增多，持续 6~7 天，月经周期提前 7~8 天。白带增多，色黄，呈脓性，有异味。

婚育史： 23 岁结婚，孕 4 产 3，足月顺产 3 子，流产 1 次。

家族史： 否认家族遗传病史。

讨论：

1. 结合病史摘要，初步诊断患者可能患有何种疾病？

2. 慢性宫颈炎、CIN 与宫颈癌三者之间是否有关联？如有关联，病情是如何发展的？

3. 慢性宫颈炎及宫颈癌与婚育史是否有一定关联？

第二幕

体格检查

T：36.3 ℃；P：72 次/分；R：18 次/分；BP：108/77 mmHg。

心肺听诊无异常，腹软，肝脾肋下未触及，肝胆及双肾无叩痛，移动性浊音阳性，肠鸣音正常。妇检外阴正常，阴道通畅，内见少许分泌物，色黄有异味，子宫颈口肥大变形并糜烂；宫颈后唇黏膜 3~6 点钟见粗糙隆起性肿物，大小约 2.5 cm×2.5 cm×2 cm，边缘不规则，中央溃烂，触之易出血。腹股沟淋巴结肿大约 4 cm×2 cm×2 cm，固定，无痛。

讨论：

1. 结合病史及镜下所见，推测患者宫颈肿物最可能的病理诊断是什么？应与哪种疾病相鉴别？

2. 患者腹股沟淋巴结为何肿大？推测其病变与宫颈病变是否有关联？若明确诊断，需增加哪些实验室检查？

第三幕

治疗经过：以"宫颈肿瘤"入院，行手术切除宫颈肿物及淋巴结送病理检查。光镜下见宫颈鳞状上皮明显增生，呈巢状、片状分布；细胞异型性明显，核大，可见核仁及病理性核分裂，浸润宫颈深达 1.5 cm。淋巴结正常结构破坏，代以异型鳞状细胞癌巢。

讨论：

1. 肿瘤有几种生长方式？本案例宫颈肿物属于哪种生长方式？

2. 如果未及时手术切除宫颈肿物，其可经哪些途径进行扩散？

3. 若该肿瘤分化程度高，则在癌巢中间可见什么病变？

病例四

第一幕

患者，女，60 岁，农民。

主诉：左髋骨持续性钝痛 1 周。

现病史：患者 1 周前无明显诱因出现左髋骨疼痛，呈持续性钝痛，伴食欲不振、疲乏无力，遂到医院就诊。

既往史：否认结核病史。

家族史：否认家族遗传、肿瘤病史。

讨论：

1. 结合病史推测患者左髋骨疼痛的可能病因有哪些？

2. 需要对患者进行哪些方面的检查以明确诊断，并解释相应检查的意义。

第二幕

体格检查

T：36.5 ℃；P：76 次/分；R：19 次/分；BP：100/70 mmHg。

发育正常，体形消瘦。左髋骨压痛。

辅助检查

实验室检查：血常规未见明显异常。

X 线：左侧骨盆髋骨见一不规则密度增高影，大小 3 cm×3 cm×2 cm，骨质破坏，边缘不清。

CT：考虑左髋骨恶性肿瘤。

讨论：

辅助检查提示左髋骨恶性肿瘤可能，若需进一步确诊肿瘤类型，尚需进一步做哪些检查，并解释相应检查的意义。

第三幕

治疗经过：行手术病灶切除。术后病理诊断为"转移性低分化腺癌"。

追问病史：3 个月前，患者洗澡时无意中发现左乳外上象限有 1 结节，直径约 2 cm，边界不清，不易推动，局部无红、肿、热、痛，无瘙痒，双乳头无溢液，无咳嗽、咳痰，无胸痛、心悸、气急，亦无发热、头晕、头痛，结节大小与月经无明显关系，无特殊不适，未予关注。

追加检查：左乳外上象限肿物约 3 cm×2.5 cm×2 cm 大小，边界不清，质硬，固定，表面不平，活动性差，无明显压痛。乳头回缩，乳晕外皮肤呈"橘皮样"外观及"酒窝征"。右乳未触及肿物。左侧腋窝触及肿大淋巴结，约 2 cm×2 cm×1 cm 大小，固定，凹凸不平；右侧腋窝未触及肿大淋巴结。

追加辅助检查：左侧乳腺 X 线钼靶提示乳腺肿物内有散在钙化灶，胸部 X 线及 CT 于双肺下叶见多个圆形结节状阴影，直径 1~1.5 cm，边界较清。

追加治疗：乳腺局部切除，术后乳腺病理检查见乳腺导管上皮异型增生，呈浸润性巢状生长，浸润至脂肪组织，并破坏正常乳腺组织。

讨论：

1. 给出最可能的病理诊断及诊断依据。

2. 试分析该患者肿物何处为原发病灶，何处为继发病灶？

3. 何谓肿瘤转移？有哪些转移方式？

4. 请分析本例患者乳腺肿物、腋窝淋巴结与肺、骨肿瘤的关系。

5. 乳腺皮肤为何呈"橘皮样"外观及"酒窝征"，乳头为何出现内陷回缩？

6. 患者诊疗过程是否存在疏漏？作为医学生或临床医师，你从中吸取到哪些教训？

病例五

第一幕

患者，男，58 岁，农民。

主诉：抽吸性血痰 1 年，头痛伴视物模糊及听力下降半年。

现病史：1 年前无明显诱因反复出现晨起少量抽吸性血痰，无明显鼻塞流涕，无明显鼻出血，无明显耳鸣、听力下降，无头痛视矇，无畏寒、发热等不适症状，未予重视。近半年来无明显诱因出现头痛，以右侧枕部阵发性胀痛及搏动性疼痛为主，时有放射至前额及右侧眼眶周围，偶有视物模糊，右耳听力稍有下降。无恶心呕吐，无视物旋转及视物黑矇，无吞咽困难，无意识丧失及大小便失禁。曾在当地医院诊疗，具体不详，由于治疗效果不佳，头痛逐渐加重，遂到我院就诊。

既往史：高血压史 18 年，未规律服药；否认食物、药物过敏史。

家族史：否认家族遗传病史。

讨论：

1. 列举引起"无明显诱因反复出现晨起少量抽吸性血痰"的可能原因。
2. 结合病史，推测患者近半年来出现头痛、视物模糊、右耳听力下降的可能原因？
3. 需要对患者进行哪方面的检查，并解释做相应检查的意义。

第二幕

体格检查

T：37 ℃；P：72 次/分；R：18 次/分；BP：142/82 mmHg。

神志清，精神欠佳。右颈部胸锁乳突肌后缘上部触及约 1.5 cm×1 cm×1 cm 结节，质中等偏硬，无痛，活动欠佳。右眼外展受限，双侧瞳孔等大等圆，对光反射存在。余心、肺、腹等检查未见异常。

辅助检查

实验室检查：EB 病毒（+）。

鼻腔镜：鼻咽黏膜充血，双下鼻甲无明显异常，鼻中隔无偏曲；鼻咽顶部见一肿物，大小 2.5 cm×2 cm×2 cm，表面不平。

核磁共振：提示鼻咽顶部占位性病变。

病理检查：鼻咽黏膜组织活检，光镜下：鼻咽黏膜内见上皮细胞异型增生，呈巢状、片状排列；细胞为卵圆形、梭形，染色深；周围纤维组织反应性增生，炎细胞浸润。颈部结节活检，光镜下可见与鼻咽部同源的异型上皮细胞，呈巢状分布。

讨论：

1. 结合主诉、体格检查和辅助检查做出诊断，并给出诊断依据。
2. 患者鼻咽部病变向周围扩散会出现什么症状？
3. EB 病毒（+）常见的疾病有哪些？
4. 右颈部胸锁乳突肌后缘上部触及结节，质中等偏硬，无痛，活动欠佳，淋巴结肿大的常见病因是什么？该病出现淋巴结肿大，说明疾病可能发生了什么进展？
5. 颈部结节活组织检查可见与鼻咽部同源的异型上皮细胞的原因是什么？其依据是什么？该病变常见的扩散方式有哪些？

第三幕

治疗经过： 经过根治性放射治疗，鼻咽部占位性病变基本消失，好转出院。

3 个月后，因呼吸道感染，并发颅内"感染"而死亡。

尸检摘要： 中年男尸，身长 170 cm，体重 60 kg，发育正常，营养欠佳、消瘦，皮肤、巩膜无黄染。

右颈部胸锁乳突肌后缘上部见 1.5 cm×1 cm×1 cm 结节，质中等偏硬。病理诊断：淋巴结转移性肿瘤。光镜下组织结构同颈部结节活检。

颅内右侧颞枕部见灰白色占位性病变两个，分别为 2 cm×1.5 cm×1 cm 及 1 cm×1 cm×1 cm，边界不清；并见灶性缺血性脑软化，范围约 2 cm×2 cm×1 cm；局部鼻咽顶部上方颅骨破坏，镜检结果与鼻咽顶部活检结果相同。

食道无静脉曲张，无破裂出血。

鼻咽顶部见质地中等偏硬病变区域，约 1 cm×1 cm×1 cm，表面不平；右侧咽鼓管闭塞，镜检结果与鼻咽顶部活检结果相同。

胸廓无畸形，心脏正常。肺：暗红色，各肺叶大小比例正常，未见明显肿物。

胃肠网膜无明显病变。胰、脾、肝、肾等脏器未见明显病变。

讨论：

1. 结合尸检，该患者最可能的病理诊断是什么？

2. 颅内右侧颞枕部见灰白占位性病变区，最可能是什么病变？是否为颅内"感染"所致？

3. 根据你查阅的资料分析，该患者所患疾病的首发症状和最常见的病理学类型分别是什么？

病例六

第一幕

患者，男，81 岁，农民。

主诉： 反复刺激性干咳、痰中带血 1 年，加重伴胸及双侧肩关节疼痛 1 月余。

现病史： 1 年前无明显诱因出现咳嗽，偶有痰中带血丝，咳嗽呈阵发性、刺激性干咳，伴有隐隐胸闷不适，无畏寒、发热，无头痛，无恶心、呕吐，未予重视。近 1 个月来，咳嗽加重，体力逐渐下降，明显乏力，伴有胸部疼痛、呼吸时加剧，双侧肩关节胀痛，偶有面色潮红、血压升高等症状，遂到我院就诊。

既往史： 既往体健，吸烟史 40 余年，每天 20~40 支，否认食物、药物过敏史。

家族史： 否认家族遗传病史。

讨论：

1. 结合吸烟史阐述引起患者刺激性干咳、痰中带血的常见病因。

2. 结合病史，推测患者双肩关节疼痛，偶有面色潮红、血压升高的可能原因。

3. 需要对患者进行哪些方面的检查，并解释相应检查的意义。

第二幕

体格检查

T：36.1 ℃；P：80 次/分；R：20 次/分；BP：153/90 mmHg。

神志清，精神欠佳，形体消瘦，颈静脉无怒张，皮肤、巩膜轻度黄染；右锁骨上扪及肿大淋巴结，大小约 1.5 cm×1 cm×1 cm，质硬，余浅表淋巴结未触及肿大。双肩关节肿胀，有压痛。双肺叩诊为清音，右肺呼吸音减弱，听诊少许湿性啰音。双手指末端呈杵状指，心率 80 次/分，律齐，未闻及杂音。腹平，右上腹有压痛，无反跳痛，肝肋下 2 cm 可触及，脾未触及；腹部移动性浊音阴性，肠鸣音正常。

辅助检查

实验室检查：血常规示 RBC $4.3×10^{12}$/L；PLT $145×10^9$/L；HGB 130 g/L；WBC $11×10^9$/L。肝功能：TP 78 g/L；ALB 39 g/L；GLB 39 g/L；A/G＝1；TBIL 18 μmol/L；DBIL 7.2 μmol/L；SIB 10.8 μmol/L；PT 13 秒；ALT 360 U/L；AST 100 U/L。BA 120 μmol/L；AFP 10 ng/mL。

影像学：肺部 CT：右肺门占位性病变，伴肺内转移及局部肺不张；其他部位 CT 及 B 超：肝多发占位性病变，主动脉旁淋巴结肿大及肾上腺转移病灶。

讨论：

1. 请结合主诉、病史、体格检查和辅助检查，做出初步诊断并提供诊断依据。

2. 患者右锁骨上扪及肿大淋巴结，提示疾病可能发生了什么进展？

3. 造成杵状指的常见病因有哪些？

4. 肿瘤的生长方式有哪些？该患者肺门占位性病变的生长方式属哪种？

5. 结合辅助检查结果，分析患者白球蛋白、胆红素、转氨酶异常的原因。

6. 结合病史及辅助检查，阐述肝多发占位性病变是什么原因引起的？血道转移瘤有哪些形态学特点？

7. 若确定占位性病变的细胞类型，须进行哪项检查？

第三幕

治疗经过：入院后，行肺占位及肝占位病变组织穿刺活检，病理提示：肺穿刺组织中异型小细胞呈巢状弥漫分布，伴大片坏死；细胞为圆形、梭形，体积小，胞质少，染色深，形似"燕麦"，无明显核仁。免疫组织化学显示：CK、CD56、CGA、SyN、TTF-1 阳性表达，Ki-67 约 85% 阳性表达。肝穿刺组织中见多灶异型小细胞浸润，与肺内病变同源。明确肺癌后，行放射治疗，并采用顺铂及依托铂甙化学药物治疗 3 个疗程后，效果显著，症状明显好转后出院。放化疗 2 个月后，定期到医院复查，在回医院路途上，因浓稠痰堵塞气管，无力咳出，窒息而死亡。

尸检摘要

老年男尸，发育正常，身长 170 cm，重 58 kg，营养欠佳，明显消瘦。

皮肤及巩膜轻度黄染。胸廓无畸形。

右锁骨上淋巴结肿大（1.5 cm×1 cm×1 cm），切面灰白实性，局灶坏死，病理提示淋巴结转移性恶性肿瘤，形似"燕麦"。

双侧肩关节肿胀，双上肢手指暗紫色，肿胀，末端膨大。

肺：灰暗黑色，于右肺门处见 6 cm×5 cm×4.5 cm 灰白色肿物，边界不清，阻塞右上肺叶支气管腔，右肺上叶部分性肺不张。左肺内上叶见两个 1.5~2.5 cm 结节，胸腔少许积液。病理诊断：右肺门肿物为异型小细胞弥漫性浸润性生长，呈巢状结构，并见大片坏死，细胞圆形、梭形，体积小，胞质少，染色深，形似"燕麦"，无明显核仁。左肺内上叶结节为小细胞恶性肿瘤，境界较清楚。

肝脏：重 3300 g，右叶见大小不等多个结节，直径 1.5~3 cm，切面呈灰白色，并见坏死，病理诊断提示转移性恶性肿瘤，形似"燕麦"。

腹腔少许积液，浅黄色，浑浊。腹主动脉旁多个淋巴结肿大，直径 1.5~2 cm，切面灰白实性，质软。病理提示淋巴结转移性恶性肿瘤，形似"燕麦"。

肾上腺：肿大，大小 3.5 cm×2 cm×1.5 cm，切面灰白实性，质中偏软，局部金黄色。灰白区镜检提示转移性恶性肿瘤，金黄色区为肾上腺组织，形似"燕麦"。

心、脑、脾、肾等脏器未见明显病变。

讨论：

1. 该患者的病理诊断是什么？
2. 根据你查阅的资料，"形似燕麦的细胞"来源于什么组织？
3. 本例小细胞肿瘤，在病理组织学诊断上还应该与哪些肿瘤相鉴别？

病例七

第一幕

患者，男，36 岁。

主诉： 背部无痛性肿物 2 年，增大 1 年。

现病史： 2 年前无明显诱因发现背部肿物，最初直径约 2 cm，后缓慢增大，突出于皮肤，但无明显不适及疼痛，也无其他伴随症状，无消瘦、纳差，无发热、全身疼痛，患者未予重视。近 1 年，肿物明显增大，质软，不活动，伴轻微疼痛，尤其在平卧时明显，无发热、红肿，无咳嗽、咳痰，未发现其他部位肿块，为明确肿物性质，遂到医院诊治，以"背部肿物"收住。患者自发病以来，神清，精神可，无发热、头痛，无咳嗽、咳痰及痰中带血，无乏力纳差。体重无明显下降。

既往史： 既往体健，否认结核、肝炎等传染病病史，无高血压、糖尿病病史。无外伤、手术史。每天吸烟 10 支左右。无饮酒史。

讨论：

    1. 患者最可能的诊断是什么？

    2. 若明确诊断，尚需要做哪些辅助检查？

第二幕

实验室检查

WBC $3.0×10^9$/L；NEUT% 65.1%；L% 31.9%；HGB 109.0 g/L；PLT $245×10^9$/L。尿常规（－），大便常规（－）。血生化：总胆固醇 6.68 mmol/L；甘油三酯 2.06 mmol/L。CRP 0.57 mg/L；血沉 3.0 mm/h。乙肝三系统、肿瘤标志物及术前出凝血均正常。

特殊检查

心电图：窦性心律，正常心电图。胸片：双肺纹理增粗。腹部彩超示：肝胆胰脾肾未见异常。

讨论：

    1. 患者需要与哪些疾病做鉴别诊断？

    2. 下一步需要完善哪些实验室或者特殊检查？

第三幕

治疗经过： 行背部肿物切除术，术中背部皮下见一肿物，色黄，有完整包膜，大小约 5 cm×3 cm×3 cm，实性，质软。

病理检查： 肿物黄色，有完整包膜，大小 4.5 cm×3 cm×2.5 cm，切面灰黄、实性，质软。镜下见成熟脂肪样组织，包被完整的薄包膜。

讨论：

    1. 根据该病例提供的资料，判断患者背部肿瘤是良性还是恶性？给出诊断依据。

    2. 患者术后是否需要药物治疗及随访？

病例八

第一幕

患者，女，26 岁。

主诉： 发现左乳肿物 3 月余。

现病史： 3 个月前，患者无意间发现左乳外下象限有一肿物，直径约 1.5 cm，质硬，边界清楚，无疼痛，活动度好，左乳无分泌物，未发现其他部位有肿块，无腋窝淋巴结肿大，无发热等不适，就诊于当地医院，未做特殊检查，给予口服中药汤剂治疗（具体药物不详），口服中药 1 月余，左乳肿块无明显缩小，为明确肿物性质，遂到医院诊治，以"左乳肿物"收住入院。患者自发病以来，无头痛、头晕，无乏力、纳差，大小便正常，体重无明显减轻。

既往史：既往体健，否认结核、肝炎等传染病病史，无高血压、糖尿病病史。无外伤、手术史。无吸烟及饮酒史。

讨论：

1. 女性乳腺出现肿块，常见于哪些疾病？
2. 简述乳腺肿块的专科查体。
3. 请从体格检查到实验室检查入手，为患者制定诊断方案。

第二幕

实验室检查

血常规：WBC 4.23×10^9/L；NEUT% 76.1%；L% 20.9%；HGB 120.0 g/L；PLT 123×10^9/L。尿常规、大便常规正常。血生化正常。ALB 35 g/L；K$^+$ 3.6 mmol/L；TC 2.22 mmol/L；TG 0.48 mmol/L；ALP 187 U/L；CK 236 U/L；LDH 300 U/L。CRP 11.1 mg/L；血沉 23.0 mm/h。肿瘤标志物（−）。

特殊检查

心电图：窦性心律，正常心电图。胸片：双肺纹理增粗。腹部彩超：肝脏非均质性病变（血管瘤）；胰脾肾未见异常。

讨论：

该患者的初步诊断是什么疾病，给出你的诊断依据。

第三幕

治疗经过：行左乳肿块切除术。手术见左乳外下象限一结节，1.5 cm×1.5 cm×1 cm 大小，灰白，包膜完整。

病理检查：灰白色肿物一个，约 1.5 cm×1.5 cm×1 cm 大小，包膜完整，切面灰白、实性，质偏硬。镜下见乳腺导管上皮增生，细胞异型性不明显，未见核分裂，局部导管上皮被挤压呈裂隙状，间质纤维组织增生伴胶原化。

讨论：

1. 根据病理学检查结果，判断该患者乳腺肿物属于什么肿瘤？
2. 简述该病的临床特点、病理特点及预后。

病例九

第一幕

患者，女，56 岁。

主诉：间断上腹部胀痛 6 个月，加重伴黑便及咳嗽 1 个月。

现病史：患者于 6 个月前自觉上腹部无规律性疼痛，并逐渐加重，食欲下降，服用治疗"胃溃疡"的药物无明显效果；近 1 个月来，上腹部胀痛加剧，并有肝区不适，曾有黑便，有时咳嗽，偶尔痰中带血丝。患者自发病以来显著消瘦，乏力。

既往史：近 8 年来，患者常于进食后出现规律性上腹部疼痛，曾做上消化道钡餐 X 线造影，胃小弯近幽门侧直径 0.8 cm 龛影，余未见显著改变。行胃镜活检，病理诊断为"（胃小弯）慢性溃疡；（胃窦）重度慢性萎缩性胃炎，伴中、重度肠上皮化生，局灶中、重度非典型增生"。近 1 年来胃痛持续加重，食欲差，消瘦，乏力，多次黑便。

讨论：

1. 慢性胃溃疡和慢性萎缩性胃炎伴肠上皮化生与胃癌之间有何关联？

2. 根据既往史，提示患者曾经有规律性疼痛，但近 6 个月来疼痛失去规律，给你哪些提示？还有哪些证据支持你的观点？

3. 为明确诊断，需要进一步完善哪些实验室及特殊检查？

4. 根据你查阅的资料，解释化生的机制，分析化生与肿瘤之间的关联。

第二幕

体格检查

T：37.8 ℃；P：108 次/分；R：27 次/分；BP：105/80 mmHg。

一般情况差，明显消瘦、体弱，贫血貌，低热，呼吸较急促。双肺呼吸音粗，可闻及散在湿性啰音，心率 108 次/分，律齐。于左锁骨上窝可触及蚕豆大小淋巴结，质较硬，不易推动，无压痛。腹部稍隆起，剑突下较饱满，可触及不规则肿块，肝脏体积稍大，腹部移动性浊音阴性。肛门指检：于直肠前凹可触及蚕豆大小肿物，稍硬，固定。

辅助检查

胃 X 线钡餐造影检查：胃幽门窦前壁可见约 4 cm×3 cm×3 cm 的充盈缺损区，边缘不齐，略呈堤坝状隆起，中央区凹陷。

胃纤维内窥镜检查：近小弯侧的幽门窦前壁处弥漫增厚，约 6 cm×5 cm 大小，灰白色，质较硬，黏膜皱襞粗大，蠕动消失；胃壁增厚区的中央处形成火山口样溃疡，其内径约 3 cm，底部较多坏死并伴出血。钳取多块组织送病理活检。

直肠镜检查：无异常发现。

妇科检查：盆腔双侧皆可触及拳头大小肿物，质硬，考虑为双侧卵巢肿物。

胸部 X 线检查：双肺可见多发、散在、大小较一致、边界较清楚的结节状阴影。

病理诊断：（胃窦）印戒细胞癌，可见脉管内癌栓。

胃液和腹水脱落细胞学检查：发现肿瘤细胞，多为"印戒"样。

讨论：

1. 结合消化系统疾病章节，叙述慢性溃疡病的主要临床症状与病理变化？分析"龛影"是如何形成的？

2. 如何鉴别胃部的良性溃疡与恶性肿瘤性溃疡？

3. 什么是癌前疾病/癌前病变？胃常见的癌前疾病/癌前病变有哪些？

4. 发生于肺、卵巢、直肠前凹的多发性结节病灶的可能诊断是什么？与胃部病变有何关联？

5. 肿瘤的转移方式有哪些，该患者通过哪些途径发生了肿瘤转移？哪些胃癌类型容易发生腹腔种植性转移？

6. 患者前后两次的胃镜及活检病理诊断不同，二者间有无相关性，是如何发生发展的？

7. 根据查阅的资料，印戒细胞癌的主要病理特点是什么？

第三幕

治疗经过：患者入院后采用支持疗法和抗肿瘤化学药物治疗，但病情继续恶化，呈现恶病质。住院 3 个月余，患者又突然排泄黑便，血压下降至 50/30 mmHg，经抢救无效死亡。

讨论：

1. 该患者的肿瘤分级与分期分别是什么？给出诊断依据。
2. 何为恶病质？简述其发病机制。
3. 患者的直接死因是什么？

病例十

第一幕

患者，女，63 岁。

主诉：间断胃痛 5 个月余，加重伴呕血、便血 3 个月。

现病史：患者 5 个月前无明显诱因出现胃疼，逐渐加重，服胃舒平、去痛片等稍见缓解。3 个月前胃痛加剧，呈持续疼痛，并出现胃胀、呕吐及便血和呕血。

讨论：

1. 上消化道出血的常见原因有哪些？
2. 给出患者可能的初步诊断。

第二幕

体格检查：左锁骨上多个淋巴结肿大、质硬，肝脏肿大。

辅助检查

胃肠钡餐 X 线检查：胃小弯侧近幽门处 6 cm×5 cm 充盈缺损，表面可见龛影，呈不规则状。

X 线检查：肺部多发、散在、界限清楚的圆形病灶，多靠近胸膜，圆形病灶之间可见散在模糊片状阴影。

讨论：

1. 根据病史与检查结果，患者可能有哪些诊断，请说明原因。
2. 根据胸片检查，肺部的结节病灶需要与哪些疾病或病变相鉴别？

第三幕

治疗经过：临床采用化疗和营养支持疗法。患者逐渐消瘦、贫血，有腹胀及腹水，并出现咳血、咳脓痰及呼吸困难等症状。经抗感染治疗无效，入院后 2 个月死亡。

尸检摘要：身体极度消瘦，体重 30 kg。左锁骨上淋巴结肿大。

胃：胃小弯近幽门处有一类椭圆形扁平隆起性肿物，中央有一 4 cm×3 cm 的溃疡，溃疡边缘不规整隆起，切面呈灰白色、质硬，溃疡底部凸凹不平，可见出血坏死。镜下见大量腺样细胞巢侵入黏膜下层、肌层及浆膜层，细胞异型性明显，核分裂象多见。

肝脏：肝脏体积增大，表面及切面可见大小不一的灰白色结节，境界清楚。镜下见结节内不规则腺样细胞巢，细胞异型性明显，可见核分裂象。

肺脏：表面及切面可见多发散在的灰白色结节，境界清楚，镜下病变与肝脏内结节相同。双肺下叶还可见散在黄白色实变病灶，直径 1 cm 左右，镜下见病灶内细支气管腔上皮细胞有坏死脱落，管腔中大量中性粒细胞及坏死渗出物，细支气管周围肺泡腔有中性粒细胞及液体渗出。

淋巴结：胃周边淋巴结、肠系膜、大网膜、纵隔、肝门、肺门等处淋巴结肿大变硬，切面灰白，镜下病变相同，正常淋巴结的结构破坏，局部被腺样细胞巢取代。

讨论：

1. 根据尸检报告，给出患者的最终诊断及诊断依据。
2. 根据尸检报告，解释肺部发生哪几种病变？

病例十一

患者，男，49 岁。

主诉：右上腹隐痛、进行性消瘦半年，加重伴黄疸 1 周。

现病史：患者在半年前自觉进食后，时有右上腹疼痛，伴食欲不振、厌油腻、日渐消瘦。近 1 周来，右上腹痛、腹胀加重，皮肤及巩膜黄染。

既往史：有乙肝病史 10 余年，乙肝五项：HbsAg（+），HbeAb（+），HbcAb（+），HbsAb（-），HbeAg（-），未予治疗。有长期胃部不适及胃痛病史，未系统治疗。

家族史：有乙肝家族史。

体格检查

T：36.7 ℃；P：76 次/分；R：20 次/分；BP：112/70 mmHg。

体型极度消瘦，肝病面容，面色枯黄。皮肤、巩膜轻度黄染，胸前壁见蜘蛛痣，肝掌征（+），心、肺听诊未闻及明显异常。腹软膨隆，于锁骨中线肋下约 5 cm，剑突下约 6 cm 及脐左侧约 4 cm 可触及肝脏，质硬；肝区有叩击痛，脾可触及。腹部移动性浊音阳性，下肢呈凹陷性水肿（++）。

辅助检查

实验室检查：血常规示 RBC 3.84×10^{12}/L；WBC 3.8×10^9/L；PLT 90×10^9/L；PT 15.6 秒。血生化：TBIL 100.4 μmol/L；DBIL 44.5 μmol/L；SIB 55.9 μmol/L；TP

79.3 g/L；ALB 32.3 g/L；GLB 47 g/L；ALB/GLB 2/3；ALT 760 U/L；AST 183 U/L；BA 150 μmol/L；AFP 1210 ng/mL。乙肝五项：HbsAg（+），HbeAb（+），HbcAb（+），HbsAb（-），HbeAg（-）。

肝脏 B 超及 CT：提示肝右叶占位性病变，直径约 11.5 cm。

胃镜：食道末端及胃底静脉曲张，呈串珠样改变。

肝组织活检：肝组织细胞索由数层细胞组成、排列紊乱，部分呈腺样结构排列，细胞染色深，细胞核异型性明显；部分肝组织排列紊乱，肝细胞呈结节状，中央静脉缺如或偏位，未见正常肝小叶结构。

治疗经过： 入院后，给予保肝及营养支持疗法，病情无好转，住院半月后又出现呕血、黑便，血压下降；进而出现烦躁不安，昏迷。给予输血、升压等治疗，救治无效死亡。

尸检摘要： 中年男尸，身长 178 cm，体重 52 kg，发育正常，消瘦。皮肤及巩膜轻度黄染。双下肢呈凹陷性水肿（++）。腹腔积液约 2800 mL，透明澄清，浅黄色。食道下段静脉曲张，破裂出血。脾瘀血肿大，肝脏重 4320 g，表面见大小不等多个结节，以右叶为甚。右叶切面见直径约 10 cm 大小肿块，并见中央区域坏死、出血，肿块周围可见多个灰白淡黄结节，直径 0.5~2 cm；肝脏其余部分质地变硬，呈弥漫结节状改变，结节大小 0.3~0.6 cm，结节间由薄层纤维组织分割，肝左叶边缘变锐利。肝门淋巴结肿大，大小 3.5 cm，切面呈灰白色。肝肿块内见细胞明显增生及坏死，肝细胞索由数层细胞组成、排列紊乱，部分呈腺样结构排列，细胞染色深，细胞核异型性明显，未见正常肝小叶结构；肿块外肝组织正常结构破坏，代之为广泛假小叶。肝门淋巴结内见异型肝样细胞团。

讨论：

1. 给出案例的主要病理诊断及诊断依据。
2. 应用病理变化解释患者的阳性体征和一般表现。
3. 解释胃镜检查患者出现食道末端及胃底静脉曲张的原因。
4. 结合病例资料分析疾病的演进过程，阐述各阶段的主要病理特点。
5. 分析患者出现昏迷最可能的原因和死因。

病例十二

患者，男，60 岁，农民。

主诉： 胸骨后疼痛伴进行性吞咽困难半年，加重 1 个月。

现病史： 半年前，无明显诱因下出现胸骨后疼痛，呈隐痛，伴吞咽困难，症状逐渐加重，最初进食固体食物时有梗噎感，后逐渐仅能进食半流质食物，伴有吞咽后胸骨后疼痛。近 1 个月来，吞咽困难进一步加重，只能进食少量流质饮食，并于进食后即呕吐，呕吐物为食物；伴有反酸、嗳气，食欲减退，体重减轻。

既往史： 既往体健，喜食烫食，饮酒史 30 年，每天饮白酒约 500 mL。

体格检查

T：36 ℃；P：72 次/分；R：18 次/分；BP：113/70 mmHg。

神清，精神尚可，消瘦，颈静脉无怒张，皮肤、巩膜无黄染，浅表淋巴结未触及肿大，心肺未闻及明显异常，腹平软，全腹无压痛及反跳痛，Murphy 征阴性，肝脾肋下未触及，肝肾区无叩击痛，麦氏点无压痛，肠鸣音正常，双下肢无水肿。

辅助检查

CT：胸部中上段食管壁增厚。

纤维胃镜：距门齿 27 cm 处见菜花样肿物隆起，食管腔狭窄，进纤维胃镜困难。

食管肿物病理活检：食管黏膜鳞状上皮异型增生，呈片状不规则排列；细胞体积增大，大小不一，染色深，可见病理性核分裂象；局部见同心圆样角化物，间质纤维组织反应性增生。

治疗经过：入院后手术切除食管肿物，术后病情好转出院。

讨论：

1. 给出本病例的病理诊断及诊断依据。
2. 患者病理检查局部见同心圆样角化物是什么？提示该肿瘤分化程度如何？
3. 你推测患者的预后如何？解释患者的预后与哪些因素有关？
4. 判断食管肿瘤是早期还是中晚期的依据是什么？

病例十三

患者，男，18 岁。

主诉：右小腿麻木、疼痛 7 个月，加重伴肿胀 1 个月余。

现病史：7 个月前，无明显诱因出现右小腿后外侧麻木疼痛，尤以屈膝或休息时明显，行走后稍缓解。近 1 个多月来，疼痛加重，夜间痛甚，并逐渐肿胀，行走后疼痛加重，跛行。当地医院诊断为"右腓骨上段急性骨髓炎"，为求进一步诊治，遂到我院就诊。自发病以来，饮食、睡眠稍差，体重减轻 5 kg 左右。

既往史：乙肝病史 10 年；中耳炎病史 5 年。

家族史：否认肿瘤家族史。

体格检查

T：36.8 ℃；P：99 次/分；R：25 次/分；BP：132/88 mmHg。

神志清，精神可，全身浅表淋巴结未触及明显肿大。跛行步态伴痛苦面容，右小腿上段肿胀、色红，浅表静脉稍曲张，皮温稍高，小腿上段至中后段外侧可触及一大小约 8 cm×4 cm×4 cm 包块，质稍硬，活动差，压痛。其余检查无异常。

辅助检查

生化检查：血清 ALP 210 U/L。

影像学检查：右腓骨 X 线正侧位片：右腓骨上段骨质、骨膜及软组织改变，首先考虑骨肿瘤；右腓骨 CT：右腓骨上段骨质破坏伴软组织肿块，首先考虑恶性肿瘤。

病理检查：腓骨病变组织活检，光镜下：肿瘤细胞呈圆形，排列不规则，细胞异型，核分裂象少见。可见明显的肿瘤性骨基质、骨质破坏。

治疗经过：入院后手术截肢，病情稳定后予以出院。

讨论：

 1. 根据病例信息做出诊断，并给出诊断依据。

 2. 血清碱性磷酸酶升高常见于哪些疾病？

 3. 结合案例资料，分析患者右侧腓骨有何病变？

 4. 恶性肿瘤常见的转移方式有什么？若不及时治疗，肿瘤易转移至哪些脏器，并引起哪些相应的临床表现？

 5. 患者是否有必要进行胸部影像学检查？为什么？

病例十四

 患者，男，27 岁。

 主诉：上腹部隐痛并触及左上腹包块 1 个月余。

 现病史：1 个月前无明显诱因出现上腹部不适及持续性隐痛，并触及左上腹包块。无恶心、呕吐，无厌油腻，无食欲下降，遂到我院住院治疗。

 既往史：平素体健。

 家族史：否认肿瘤家族史。

 体格检查

 T：36.5 ℃；P：78 次／分；R：20 次／分；BP：121/73 mmHg。

 神志清，精神可，全身浅表淋巴结未及明显肿大，心肺查体无特殊。上腹稍隆起，左上腹触及巨大包块，大小约 22 cm×18 cm×10 cm，质硬，边界不清，腹部移动性浊音阳性。

 辅助检查

 胃镜检查：上消化道未见明显病变。

 B 超检查：上腹巨大占位性病变，大小约 22 cm×18 cm×10 cm，边界相对清楚；腹腔少量腹水。

 治疗经过：行腹部肿瘤手术切除，术中见左上腹有一约 20 cm×15 cm×9 cm 大小的囊实性肿物（以实性为主），肿物位于胰尾与脾之间，切面呈鱼肉样，与脾、胰尾粘连。术后病理结果显示：大体观：带脾及部分胰腺组织肿物约 21 cm×16 cm×9 cm 大小，有包膜，表面有出血。切面灰黄、灰红，部分呈囊性及黏液变；光镜下：肿瘤具有多种不同的组织结构，主要以实性区、假乳头区及囊性区为特征，并见广泛肿瘤性坏死及瘤栓形成。肿瘤细胞中等大小，大小较一致，胞质嗜酸性或透明，核呈卵圆形，染色质较细，可见小核仁，病理性核分裂象易见；部分瘤细胞围绕血管呈放射状排列，似室管膜瘤的菊形团结构；部分见胆固醇结晶。肿瘤与胰腺相接壤，并侵袭脾被膜。

讨论：

 1. 分析上腹巨大占位性病变的常见病因。

 2. 给出案例的病理诊断。

 3. 该病是否有特征性的临床表现？

病例十五

患者，女，40 岁。

主诉：发现腹部肿物半年，明显增大伴进食受累 1 周。

现病史：患者半前年无明显诱因出现腹部隐痛，自觉进食后腹部饱胀不适，且影响进食，于当地医院查体发现腹部巨大肿物，大小约 30 cm×30 cm×15 cm，但由于经济原因，患者拒绝进一步检查。近 1 周，感觉腹部肿块明显增大，伴腹部胀痛不适，尤以进食及平卧时明显，以"腹部肿块性质待查"收住院治疗。

既往史：既往体健。

辅助检查

实验室检查：血常规示 WBC 3.9×10⁹/L；NEUT% 65.1%；L% 34.9%；HGB 120.0 g/L；PLT 145×10⁹/L。尿常规、大便常规、血生化均未见明显异常。TP 35 g/L；血钾 3.0 mmol/L；TC 2.22 mmol/L；TG 0.48 mmol/L；ALP 187 U/L；CK 236 U/L；LDH 300 U/L。CRP 11.1 mg/L；ESR 23.0 mm/h。

肿瘤标志物阴性。

胸片：双肺纹理增粗。

消化系统超声：①胆囊泥沙样结石；②肝、胰、脾、肾未见异常。

下腹部 CT：下腹部包块约 30 cm×30 cm×15 cm 大小，与周围软组织界限尚清楚。肠道胀气及部分积气。请结合临床，必要时行腹部增强 CT。

治疗经过：经行腹部肿物切除术，术中见巨大肿物，大小约 30 cm×30 cm×15 cm，位于下腹部，边界清楚，其蒂部与子宫肌壁相连。

病理检查：大体标本：巨大肿物，30 cm×28 cm×16 cm 大小，包膜完整，切面灰白、实性，质地偏硬；镜下：组织呈编织状、旋涡状排列，细胞大小较一致，梭形，胞质丰富，未见明显核分裂，间质见胶原纤维背景。

讨论：

1. 根据该病例提供的资料分析上述肿物是良性还是恶性？说给出依据。
2. 请对上述巨大肿物做出病理诊断。
3. 该肿瘤的预后如何？是否容易复发？多久到医院复查？复查哪些项目？
4. 作为医学生，你对患者拒绝及时治疗疾病有哪些思考？

病例十六

患者，男，45 岁。

主诉：腰骶部皮下肿物 5 年，明显增大伴局部疼痛不适 1 年。

现病史：5 年前，患者无意中在腰骶部触及一皮下肿物，直径约 0.3 cm，无压痛、瘙痒、破溃及分泌物，无腰痛、腰部活动障碍，自觉肿物无明显变化，未到医院就诊。近 1 年发现腰骶部肿块明显增大，直径约 3.5 cm，局部伴有疼痛不适，无明显全身不适，为明确肿物性质，遂到医院诊治。以"腰骶部肿物"收住。患者自发病以来，无头痛、头晕，无乏力、纳差，大小便正常。体重减轻，近 1 年体重下降约 5 kg。

既往史：既往体健，否认结核、肝炎等传染病病史，无高血压、糖尿病病史，无外伤、手术史，每日吸烟 10~20 支，经常饮酒。

　　辅助检查

　　血常规：WBC $6.01×10^9$/L；NEUT% 70.1%；L% 29.0%；HGB 150.0 g/L。尿常规、大便常规正常。血生化：TC 7.68 mmol/L；TG 2.69 mmol/L；GLU 9.0 mmol/L。PPD 试验（-），结核 γ-干扰素（-）。CRP：15.1 mg/L；ESR：30.0 mm/h。肿瘤标志物（-），术前出凝血（-）。

　　心电图：窦性心律，正常心电图。

　　胸片：双肺纹理增粗，可见数个钙化点。

　　消化系统超声：肝脏弥漫性病变（脂肪肝），胆、胰、脾、肾未见异常。

　　治疗经过：低脂糖尿病饮食，术前给予二甲双胍控制血糖。行肿物切除术，术中见肿物位于皮下，境界清楚，大小约 3.5 cm。

　　病理检查：大体标本：带皮肤肿物一块，约 3.5 cm×3 cm×2.8 cm 大小，切面为囊性，内容为灰白豆渣样物。镜下：囊壁为扁平鳞状上皮，内容为絮状角化物质。

讨论：

　　1. 该患者腰骶部肿物是什么病变？

　　2. 根据该病例提供的资料，患者肿瘤是良性还是恶性？诊断依据是什么？

　　3. 该患者手术前及手术后需要注意什么？

病例十七

　　患者，女，43 岁。

　　主诉：反复中下腹疼痛，伴大便次数增多 20 余年。

　　现病史：20 年前无明显诱因出现腹痛，以中下腹为主，呈阵发性隐痛，与进食无关。伴大便次数增多，每日 2~3 次，稀便，时有黏液，无脓血，无里急后重感，便后腹痛缓解。为明确疾病性质，遂到我院就诊。

　　辅助检查

　　实验室检查：血常规示 WBC $12.23×10^9$/L；NEUT% 80.1%；L% 19.9%；HGB 95.0 g/L；PLT $223×10^9$/L；大便常规：黄色稀便，潜血阴性，脓细胞阴性，未查到真菌。ALB 35 g/L；血钾 3.5 mmol/L；TC 2.23 mmol/L；TG 0.48 mmol/L。CRP 15.1 mg/L；ESR 43.0 mm/h。其余检查（-）。

　　腹部 CT：肠道未见明显异常；肝左叶囊肿；胆囊炎；腹腔淋巴结肿大。

　　肠镜：发现乙状结肠多发性息肉样病变。

　　治疗经过：行肠段切除术，标本送病理检查，示大体标本：肠段长约 17 cm，黏膜面见若干息肉，大小不等，小者约 0.3 cm×0.3 cm×0.2 cm，大者约 1.5 cm×1 cm×0.8 cm。镜下黏膜腺体增生、密集，呈不规则排列。腺上皮细胞呈柱状，核稍深染，核浆比稍增高，未见明显核分裂象。

讨论：

    1. 患者腹痛需要与哪些疾病相鉴别？

    2. 结肠息肉样病变如不手术，可能会发生什么结果？

    3. 根据该病例提供的资料，结肠息肉样病变的性质是良性还是恶性？

    4. 结肠息肉样病变的病因和发病机制是什么？

病例十八

    患者，女，29 岁，农民。

    主诉：阴道不规则出血，伴烂肉样碎组织排出 4 月余，今晨突发头痛、倒地而死亡（家属代诉）。

    现病史：1 年前，患者停经 3 个月后自然流产，清宫术后月经恢复正常。4 个月前出现阴道不规则出血，并伴烂肉样灰红色碎组织排出，时常有咳嗽、胸痛、头痛、抽搐等症状。今晨起后突感头痛，随即倒地，昏迷，瞳孔散大，呼吸、心跳停止而死亡。为探明病因，家属要求尸检。

    尸检摘要：患者严重消瘦、贫血貌，腹腔内有血性液体约 500 mL。子宫底后壁见直径 5 cm 的出血性结节，质脆而软，切面呈紫红色，出血、坏死明显，破坏性浸润并穿透子宫肌层至浆膜层，宫旁有多个蚕豆大小的结节。其余阴道壁、盆腔、肝脏与脑部亦见有大小不等的多发性紫红色结节或不规则的出血性肿块。其余脏器未见明显病变。

    镜检：取子宫、阴道及脑组织病灶做切片检查，镜下见肿瘤组织出血坏死明显，出血区边缘可见肿瘤细胞成簇、呈片状生长，由两种不同形态特征的瘤细胞组成，细胞异型性显著，见大量核分裂象，肿瘤无固有间质和脉管成分。

讨论：

    1. 从阴道排出"烂肉样碎组织"，可能是哪种疾患所致？

    2. 结合临床与尸检病理，给出病理诊断。

    3. 分析患者出现咳嗽、胸痛、头痛、抽搐等症状到最后死亡的原因可能是什么？

    4. 根据查阅的资料，简述绒毛膜癌是来源于什么组织的恶性肿瘤，有哪些主要临床与病理特征？该肿瘤的发生与停经流产等有无相关性？

病例十九

    患者，男，15 岁。

    主诉：左下肢隐痛 1 年，加重伴活动障碍半年。

    现病史：1 年前左大腿间歇性隐痛，后转为持续性疼痛并伴有局部肿胀。半年前不慎跌倒，左下肢不能活动。

    专科检查：左膝关节上方纺锤形肿胀。

    辅助检查

    X 线检查：左股骨下段骨质溶解，病变区一端可见 Codman 三角和日光放射线阴影，诊断为"病理性骨折"。血清碱性磷酸酶升高。

治疗经过： 经保守治疗无效，行左腿截肢术，并送病理检查。结果显示：大体：左股骨下段骨皮质和骨髓腔大部分被破坏，代之以灰红色鱼肉样组织，形成巨大梭形肿块（约 18 cm×15 cm×12 cm），质较软，明显出血坏死。病变以干骺端为中心，向骨干蔓延，侵入并破坏周围软组织，无包膜。镜检：肿瘤异型性明显，瘤细胞呈圆形、梭形及多角形，核大深染，核分裂象多见。瘤细胞弥散分布，血管丰富，可见片状或小梁状肿瘤性骨样组织。患者截肢后，愈合出院。

讨论：

1. 什么是病理性骨折？其常见病因有哪些？
2. 患者最终诊断是什么？其诊断依据有哪些？
3. 如何在镜下鉴别正常骨小梁、肿瘤性骨样组织与死骨组织？
4. 根据查阅的资料，总结癌与肉瘤的区别。
5. 结合病理，分析 Codman 三角和日光放射线现象是如何形成的？

病例二十

患者，女，63 岁。

主诉： 间断胃痛 5 个月，加重伴呕血、便血 3 个月。

现病史： 5 个月前出现胃疼，逐渐加重，自服胃舒平、去痛片等稍见缓解。3 个月前胃痛加重，呈持续疼痛并出现胃胀、呕吐及便血和呕血。

体格检查： 体型消瘦，左锁骨上多个淋巴结肿大、质硬，肝脏肿大，其余检查（−）。

辅助检查

胃肠钡餐检查：胃小弯侧近幽门处有一 6 cm×5 cm 充盈缺损，表面可见龛影，呈不规则状。

治疗经过： 临床采用化疗和营养支持疗法。但效果不佳，患者出现明显消瘦、贫血，腹胀及腹水，并出现咳血、咳脓痰及呼吸困难等症状。经抗感染治疗无效，入院 2 个月后死亡。

尸检摘要： 身体极度消瘦，体重 30 kg。左锁骨上淋巴结肿大。胃小弯近幽门处有一类椭圆形扁平隆起性肿物，中央有一 4 cm×3 cm 大小溃疡，溃疡边缘不规整隆起，切面呈灰白色、质硬，溃疡底部凸凹不平，可见出血坏死；镜下见大量腺样细胞巢浸润性生长，异型性明显，核分裂象多见。肝脏与肺脏表面及切面可见大小不一的灰白色结节，境界清楚；镜下见结节内为不规则腺样细胞巢。双肺下叶还可见散在黄白色实变病灶，直径 1 cm 左右；镜下见病灶内细支气管腔上皮细胞有坏死脱落，管腔中大量中性粒细胞及坏死渗出物，细支气管周围肺泡腔内有中性粒细胞及液体渗出。胃周边淋巴结、肠系膜、大网膜、纵隔、肝门、肺门等处淋巴结肿大、变硬，切面灰白；镜下正常淋巴结结构破坏，局部被腺样细胞巢取代。

讨论：

1. 上消化道出血的常见病因有哪些？

2. 根据尸检报告，给出患者的最终诊断及诊断依据。

3. 根据尸检报告，解释肺部发生哪几种病变。

4. 根据胸片检查，肺部的结节病灶需要与哪些疾病/病变进行鉴别？

病例二十一

患者，女，46 岁。

主诉：阑尾切除术后 1 年，发现腹壁腺癌 5 个月，发热伴右下腹疼痛 6 天。

现病史：患者于 1 年前行阑尾切除术，病理诊断为"急性坏疽性阑尾炎伴阑尾周围炎"。出院后，反复出现发热伴右下腹痛，经抗炎保守治疗，无明显好转。5 个月前行腹部探查术，术中腹壁组织冰冻切片示"腺癌"，局部切除。6 天前无明显诱因再次出现高热伴右下腹疼痛，经治疗高热仍持续不退，遂转入我院。

体格检查

T：39.0 ℃；P：98 次/分；R：27 次/分；BP：105/70 mmHg。

外科情况：腹部膨隆，右侧腹部肿块约 15 cm×10 cm，两处破溃流脓；下方见一菜花样肿物隆起于皮肤，大小约 4 cm×3 cm×2 cm；中有一深约 3 cm 窦道，内有透明液，恶臭。肿块质硬，局部压痛，移动性浊音阴性，肠鸣音正常。

辅助检查：镜下病理诊断为腹壁转移癌。

治疗经过：给予抗感染、补液等对症、支持治疗，但病情继续恶化，最终经抢救无效死亡。

尸检摘要：腹膜见多处散在灰黄病灶，病理诊断：转移性腺癌，中-低分化；右下腹部见一巨大实性肿物，灰白色，质地糟脆，坏死明显，伴化脓；肿物致右半结肠与周围肠组织广泛粘连，并侵犯盆腔，与右附件及腹后壁纤维性粘连，侵犯腹壁，直达皮肤表面。镜下：于坏死组织中见腺样结构的瘤组织弥漫分布，异型性明显，瘤组织破坏结肠壁，侵及腹壁软组织和皮肤，皮肤表面癌性瘘管形成。诊断为：（结肠）中-低分化腺癌，腹腔及腹壁广泛转移。

讨论：

1. 患者持续发热的原因可能是什么？其抗炎治疗无效给你哪些启示？

2. 解释窦道与瘘管的区别？该患者瘘管是如何形成的？

3. 给出患者肺部疾患的病理诊断。

4. 阑尾切除术对疾病的恶化起到什么促进作用？

5. 为什么不对患者施行结肠癌根治术？

（苗宇船、代巧妹、李长天、施旻、刘杨）

第六章　心血管系统疾病 ▷▷▷

病例一

第一幕

患者，男，58岁。

主诉：间断胸闷、气短5年，加重伴夜间阵发性呼吸困难3天。

现病史：患者于5年前开始出现活动时胸闷、气短，休息后症状缓解，无恶心呕吐，无眩晕，无心悸，无心前区痛及肩背部放射痛。曾就诊于广州某医院，治疗（具体不详）后病情好转出院。1周前患者出现高热，体温最高达39.1℃；伴咳嗽，咯黄痰，量少质黏，难以咳出；胸闷、气促，活动后症状加重。自服罗红霉素和左氧氟沙星，病情无明显缓解。3天前出现夜间阵发性呼吸困难，胸闷、心悸等症状加剧，伴食欲减退、恶心、乏力，无呕吐。为明确诊治，收住入院。

既往史：患者有过敏性鼻炎病史30年，支气管哮喘病史50年，长期服用舒利迭治疗。22年前曾患化脓性扁桃体炎及游走性关节疼痛。否认冠心病、糖尿病、高血压等慢性病史，否认肝炎、肺结核等传染病病史。

家族史：否认家族遗传病史。

讨论：

1. 阐述引起胸闷、气短及夜间阵发性呼吸困难的常见病因。
2. 结合病史推测患者22年前最有可能患何种疾病，并提供诊断依据。
3. 若明确诊断，需要对患者进行哪些方面的检查？各项检查的意义是什么？

第二幕

体格检查

T：38.5℃；P：126次/分；R：30次/分；BP：130/80 mmHg。

神志清楚，精神欠佳。口唇发绀，双侧颈静脉充盈。双肺呼吸音粗，双肺中下部可闻及细湿性啰音及少许哮鸣音。叩诊心浊音界向左扩大。心率126次/分，律不齐，第一心音强弱不等（A2<P2）；二尖瓣听诊区可闻及舒张期隆隆样杂音及4/6级收缩期较粗糙的吹风样杂音，主动脉瓣听诊区可闻及4/6级收缩期粗糙的吹风样杂音，并可扪及震颤，余瓣膜听诊区未闻及病理性杂音。腹部平坦，未见腹壁静脉曲张，腹软无压痛及

反跳痛。肝于右侧肋下约 3 cm、剑突下约 5 cm 可触及，质韧，表面光滑，边缘稍钝，轻压痛；肝颈静脉回流征阳性，脾脏未触及。移动性浊音阴性，肠鸣音 4 次/分。双肾区无叩痛。肛门及外生殖器未见异常。双下肢轻度凹陷性水肿。

辅助检查

实验室检查：血常规示 WBC $12×10^9$/L；NEUT% 90%。

心电图检查：快速型心房颤动，左心室肥厚，ST–T 波形异常。

胸部 X 线检查：双下肺纹理增粗，可见斑片状阴影，心影增大。

血气分析：PaO_2 48.4 mmHg；pH 7.28；$PaCO_2$ 52.2 mmHg。

讨论：

1. 请结合主诉、体格检查和辅助检查，做出案例的病理诊断并给出诊断依据。

2. 该疾病常侵犯哪些脏器？其中以何种脏器病变最为严重？在急性期时，该脏器可出现哪些病理变化？

3. 瓣膜听诊区出现杂音的病理学基础是什么？根据杂音性质，可做出哪些诊断？

4. 患者出现胸闷、气短、夜间阵发性呼吸困难等表现，提示疾病发生了什么进展？病例中还有哪些临床表现支持你的诊断？

5. 发热、咳嗽、气促等症状与患者多年来所患疾病有何联系？

第三幕

治疗经过：入院后经抗感染、强心、利尿、纠正酸中毒等治疗，患者病情未见好转，于入院后第 5 天病情恶化，经抢救无效后死亡。

讨论：

1. 试分析患者可能的死因。

2. 若行尸检，患者心脏和肺脏可能发现哪些病理变化？

3. 患者本次入院就诊，在治疗上是否存在不当之处？如有，请具体说明。

病例二

第一幕

患者，女，70 岁，退休前为中学教师。

主诉：间断头晕、心悸 30 余年，伴肢体无力及言语不清 2 小时。

现病史：患者 30 余年来反复出现头晕、心悸，伴有出汗、手颤，未予重视，从未就诊。5 年前，患者感头晕、心悸加重，伴头痛、烦躁、失眠，劳累后尤甚，测血压 170/100 mmHg，仍未行系统治疗。1 个月前，患者因感冒出现咳嗽，咯白色黏痰，伴胸闷、气短，不能平卧，在当地诊所予对症治疗后稍缓解。近 3 日出现尿少，颜面及双下肢浮肿，腹胀并逐渐加重。2 小时前因步行上楼，突然出现左侧肢体无力，不能站立而倒地；伴言语不清，左侧鼻唇沟变浅，口角歪斜，遂急诊入院。

既往史：否认冠心病、糖尿病、肾病等慢性病史；否认肝炎、肺结核等传染病病史；否认重大外伤及手术、输血史。

家族史：否认家族遗传史。

讨论：

1. 根据病史，患者头晕、心悸，并出现肢体无力、言语不清的可能病因是什么？
2. 若明确诊断，还需要对患者进行哪些相关检查？其相关检查指标有何意义？

第二幕

体格检查

T：36.9 ℃；P：120 次/分；R：27 次/分；BP：165/96 mmHg。

神志清楚，言语不清，查体合作，半卧位，颜面部浮肿，口唇轻度发绀，左侧鼻唇沟变浅，口角向右侧歪斜，舌体右偏。双侧瞳孔等大等圆，巩膜无黄染，眼睑闭合正常。双侧颈静脉充盈，气管居中，甲状腺不大。双肺叩诊清音，呼吸音粗，左下肺可闻及细湿性啰音。心界向左侧扩大，心率 125 次/分，律不齐，二尖瓣听诊区可闻及 3/6 级收缩期吹风样杂音。腹部膨隆，腹肌紧，肝肋下 3 cm 触及压痛，肝颈静脉回流征阳性，脾未触及，移动性浊音阳性，肠鸣音减弱。双下肢凹陷性水肿（++）；左侧肢体肌力 1 级，无肌张力，左下肢 Babinski 征阳性。

辅助检查

实验室检查：血常规示 HGB 130 g/L；WBC $6.8×10^9$/L。尿常规示尿蛋白（++）；尿比重 1.017。肾功能：BUN 7.1 mmol/L；Cr 113 μmol/L。肝功能：ALT 56 U/L；AST 78 U/L。

眼底镜检查：视乳头水肿和视网膜出血。

心电图检查：房颤伴快速心室反应，左室高电压，$V_2 \sim V_4$ ST 段压低 0.1mV 伴 T 波倒置。

讨论：

1. 从体格检查结果推测患者是否存在心力衰竭？
2. 患者可否诊断为高血压？如可诊断，患者病变属于哪一期？
3. 患者心功能是否正常，并给出你的判断依据。
4. 患者肝、肾功能是否正常？与所患疾病是否存在关联？
5. 感冒对病情的进展是否存在影响？为什么？

第三幕

治疗经过：入院后虽经积极治疗，但疗效不佳，仍于次日中午死亡。

讨论：

1. 分析患者可能的直接死因有哪些？

2. 如对患者进行尸检，其心、脑、肾三个脏器可见哪些病变？

3. 作为一名医学生，你有哪些意见和建议可以延缓患者病情的进展？

病例三

第一幕

患儿，男，4 岁。

主诉：咳嗽伴喘息 2 天，发热 1 天（病史由家属代诉）。

现病史：患儿于 2 天前无明显诱因出现咳嗽，伴喘息，活动后加重；1 天前出现发热，体温最高达 38.5 ℃。口服头孢克洛、肺力咳、阿奇霉素，效果不佳。自发病以来，精神、食欲差，大便略干，小便正常。

既往史：出生时，儿童医院确诊为先天性心脏病（类型不详）。2 年前曾因肺炎住院治疗，痊愈出院。否认肝炎、结核病史及接触史，否认药物及食物过敏史，否认手术及外伤史，否认输血史。

个人史：患儿系第 1 胎第 1 产，足月顺产。生后母乳喂养，按时接种预防疫苗。

家族史：父母体健，否认家族遗传病史及传染病病史。

讨论：

1. 结合现病史和既往史，分析患儿出现喘息，活动后加剧的可能原因？

2. 根据病史，你推测体格检查时会有什么异常发现？

3. 还需进一步完善哪些相关检查，并解释各项检查的目的及意义。

第二幕

体格检查

T：38.5 ℃；P：128 次／分；R：40 次／分；BP：90/45 mmHg。

神志清楚，发育正常，营养尚可，查体合作。全身皮肤黏膜无苍白、黄染及出血点。全身浅表淋巴结无肿大。唇甲发绀，左眼内斜视，眼睑无水肿，结膜无充血，咽部充血，双侧扁桃体无肿大。胸廓隆起，双肺呼吸音粗，可闻及痰鸣音。心率 128 次／分，律齐，二尖瓣区可闻及 3/6～4/6 级收缩期杂音，无心包摩擦音。腹软无压痛，肝于右肋下 2 cm 可触及。脾未触及，移动性浊音阴性，双下肢无水肿。

辅助检查

实验室检查：血常规示 WBC $11.1×10^9$/L；M% 11.5%；PLT $155×10^9$/L；HGB 78 g/L；CRP 17 mg/L。血生化：CK-MB 80 U/L；BUN 17.4 μmol/L；CO_2CP 16 mmol/L；K^+ 5.54 mmol/L；Na^+ 132.9 mmol/L；AG 24.6 mmol/L。

心电图检查：窦性心动过速，右房及右室扩大，$V_1～V_3$ 可见病理性 Q 波。

心脏彩超：室间隔有回声中断，位于室间隔肌部，CDFI（彩色多普勒）可在该处探及收缩期分流：左向右，射血流速 253 cm/s，分流束宽 3.4 mm。房间隔中央见小束分流，CDFI 可在该处探及收缩期分流：左向右，射血流速 132 cm/s，分流束宽

4.0 mm。心脏在胸腔中位置正常，各房室及大血管相对位置与连续关系均正常，腔径大小在正常范围，心室壁厚度正常，运动无异常，各组瓣膜形态及活动正常。

胸部 X 线：双肺野内中带纹理增多、紊乱，双肺下野内带伴小絮状模糊阴影。

讨论：

1. 根据心电图及心脏彩超，查阅相关资料，判断患儿先天性心脏病的具体类型。
2. 患儿本次出现咳嗽、喘息与先天性心脏病有关吗？
3. 患儿是否出现了心力衰竭？哪些临床表现及体征支持你的结论？

第三幕

治疗经过： 入院后给予抗感染，纠正酸中毒等对症支持治疗。入院第 3 天患儿突然出现烦躁，四肢颤抖，肌张力高，双眼凝视；继而面色发绀，皮肤发灰，并逐渐出现花斑。呼吸深大，出现"三凹征"，双肺可闻及干、湿性啰音，呼吸 10 次/分，胸廓明显隆起，心音低钝，律不齐，可闻及 2/6～3/6 级收缩期杂音。四肢末冰凉，肌力减退。给予呼吸机辅助呼吸、扩容、强心、利尿、抗感染等对症支持治疗，终因病情严重抢救无效死亡。

讨论：

1. 入院第 3 天患儿突然出现的异常表现，给你什么提示？
2. 患儿死亡的直接原因是什么？
3. 根据你查阅的资料，本病发生的机制是什么？

病例四

第一幕

患者，女，69 岁。

主诉： 反复胸闷、喘息 10 余年，加重 1 周。

现病史： 患者 10 余年来反复发作性胸闷喘息，劳累后加重，休息后症状缓解，无晕厥，无恶心、呕吐，无心悸、心前区疼痛及肩背放射痛。曾在外院多次就诊，诊断为风心病、心功能不全，经治疗后好转出院。1 年前，患者再次出现活动后喘息、胸闷等症状，入院诊断为房间隔缺损、冠心病，遂行房间隔缺损修补术，术后恢复良好。近 1 周，患者自觉胸闷、喘息症状加重，且休息后不易缓解，伴身热无汗。为进一步治疗，来我院就诊。

既往史： 15 年前，曾患感染性咽喉炎伴发热，后反复出现对称性游走性的大关节疼痛伴血沉加快和抗链"O"（+），无关节畸形。否认高血压、糖尿病等慢性病史，否认传染病病史，否认重大外伤史，否认药物、食物过敏史。

个人史： 无特殊嗜好，适龄婚配，子女体健。

家族史：否认有家族性遗传病史。

讨论：

1. 初步判断患者可能患有哪些疾病，并给出你的判断依据。
2. 为明确诊断，需对患者进行哪些相关检查？其相关检查指标的意义是什么？

第二幕

体格检查

T：38.7 ℃；P：128 次/分；R：35 次/分；BP：110/60 mmHg。

精神欠佳，查体合作。全身皮肤黏膜无黄染，全身浅表淋巴结无肿大。双侧瞳孔等大等圆，对光反射存在。口唇及面颊轻度紫绀，咽部充血，双侧扁桃体Ⅰ度肿大。颈静脉稍充盈，气管居中，双侧甲状腺不大。双肺呼吸音增粗，双肺可闻及湿性啰音。叩诊心界向左下扩大，心率 128 次/分，律齐，二尖瓣听诊区闻及 4/6 级收缩期吹风样杂音和舒张早期隆隆样杂音。腹平软，无压痛及反跳痛，肝脾肋下未及。肝肾区无叩击痛，移动性浊音阴性。双下肢无水肿，四肢肌力、肌张力正常。生理反射存在，病理反射未引出。

辅助检查

实验室检查：ESR 55 mm/h；抗链"O"（+）。

胸片：心脏向左下扩大。

ECG：窦性心律，Ⅰ度房室传导阻滞。

心脏 B 超：二尖瓣狭窄伴关闭不全。

讨论：

1. 根据你查阅的相关资料，试分析患者的病因，并推测该疾病在心血管系统上的主要病理变化。
2. 给案例做出明确诊断，并给出诊断依据。
3. 根据病例资料，分析患者可能存在的局部表现和全身反应。
4. 如不及时治疗，患者可能会出现什么结局？
5. 试分析患者发病的可能机制。

第三幕

治疗经过：入院后，经肌注苄星青霉素 120 万 U、萘夫西林和氨苄西林抗感染、口服利尿剂、限制活动量、限钠等对症治疗，1 个月后患者病情好转出院。

讨论：

1. 本例患者入院后处理方式是否合理？如不合理，还需注意哪些问题？
2. 本病应如何预防？

病例五

第一幕

患者，女，59岁。

主诉： 间歇性头痛18年，加重伴神志不清、肢体偏瘫2小时（病史由家属代诉）。

现病史： 患者于18年前无明显诱因开始出现头痛，无恶心呕吐及肢体活动障碍，当时测血压最高200/120 mmHg，后规律服用北京降压灵片，血压控制在140/95 mmHg。10年前，患者因工作调动致情绪异常激动引起头部剧烈疼痛后晕厥，遂紧急送南京某医院治疗，测血压190/120 mmHg，经降压治疗后好转出院。4年前，因情绪波动再次出现头痛伴血压升高（200/120 mmHg），经住院治疗症状有所改善。1年前，在登山过程中出现头痛、呕吐、心悸，住院治疗后好转出院。2小时前，患者在爬楼梯时突然出现头部剧烈疼痛，继而神志不清，摔倒在地，在送往医院途中大小便失禁；呕吐1次，呕吐物少量，呈咖啡色；左侧肢体活动不利，无抽搐。

既往史： 失眠病史20年，否认糖尿病、冠心病病史，否认肝炎、结核等传染病病史，否认外伤史，否认药物、食物过敏史。

个人史： 有烟酒嗜好，否认工业毒物、粉尘、放射性物质接触史。适龄婚配，子女体健。

家族史： 否认有家族性遗传病史。

讨论：

1. 患者可能患有哪些疾病？试列举其主要的诊断依据。
2. 为明确诊断，患者还需做哪些必要检查？各项检查的意义分别是什么？
3. 根据你查阅的相关资料，找出能引起该病的原因，试列举说明。

第二幕

体格检查

T：36.5 ℃；P：60次/分；R：16次/分；BP：220/140 mmHg。

神志模糊，压眶反应阳性。皮肤黏膜无出血点及淤斑。双眼向右凝视，左侧鼻唇沟变浅，口角下垂，颈部有抵抗感。双肺呼吸音清，未闻及干、湿性啰音。心界向左下扩大，心率60次/分，律齐，心尖部闻及2/6级收缩期杂音；腹部平软，肝脾肋下未及。左上下肢迟缓性瘫痪，肌力0级，左下肢Babinski征阳性、Brudzinski征阳性，右侧未引出。

讨论：

1. 结合案例材料给出明确的病理诊断，并提供诊断依据。
2. 患者所患疾病有哪些病理类型？各有何特点？
3. 患者所患疾病的特征性病理变化是什么？

4. 试分析患者本次入院时的临床病理联系。

第三幕

治疗经过： 入院后给予降低颅内压、稳定血压等对症治疗，3 天后因抢救无效死亡，家属拒绝尸检。

讨论：

1. 该病发生的可能机制是什么？最严重的并发症是什么？好发于什么部位？
2. 试分析该病与动脉粥样硬化症之间有无关联？
3. 患者死亡的直接原因可能是什么？
4. 如进行尸体解剖，患者血管、心脏、肾脏、脑及视网膜等器官，可能发现哪些病变？

病例六

第一幕

患者，男，49 岁。

主诉： 反复胸痛 5 年，加重 15 小时。

现病史： 患者 5 年来无明显诱因出现反复发作性胸痛，持续数分钟后自行缓解。曾在外院就诊，行冠脉支架植入术，共植入 5 枚支架，术后服药 2 年后停药，具体情况不详。15 小时前，患者饮酒后突然出现胸骨后疼痛，向左肩放射，进行性加重，急诊收住入院。患者精神、饮食尚可，二便正常。

既往史： 既往高血压病史 5 年，血压最高达 150/100 mmHg，未服降压药控制；糖尿病病史 5 年，空腹血糖 9.4 mmol/L 左右，未服降糖药；否认有肝炎、结核病史，否认外伤输血史，否认药物、食物过敏史，预防接种史不详。

个人史： 吸烟史 20 年，每天 40 支，无酗酒史，否认血吸虫病等疫水接触史，否认放射性工业废物粉尘接触史，适龄婚配，子女体健。

家族史： 否认有家族性遗传病史。

讨论：

1. 患者 5 年前患有何种疾病？患者 15 小时前突然出现胸骨后疼痛并进行性加重，提示什么？
2. 试分析本例患者患病的主要原因有哪些？
3. 若确诊，还需做哪些进一步的检查？各项检查的意义是什么？

第二幕

体格检查

T：36.8 ℃；P：73 次/分；R：20 次/分；BP：145/105 mmHg。

神志清楚，精神差，痛苦貌，发育正常，营养良好，查体合作，平车推入病房。皮肤黏膜未见出血点，全身浅表淋巴结未触及肿大，头颅大小正常无畸形。双侧瞳孔等大等圆，直径约 2.5 mm，对光反应存在。口唇无紫绀。颈软，气管居中，颈静脉无怒张，双侧甲状腺无肿大，胸廓对称无畸形。双肺呼吸音清，未闻及干、湿性啰音。心率 73 次/分，律齐，无杂音，心界无明显扩大。腹软，无压痛，肝脾肋下未及。移动性浊音阴性，四肢、脊柱活动可，双下肢无水肿。生理反射存在，病理反射未引出。

辅助检查

实验室检查：血常规示 WBC 14.6×10^9/L；尿常规示酮体（+）；凝血功能正常；生化检查：ALT 123 U/L；AST 92 U/L；TG 3.52 mmol/L；TC 6.81 mmol/L；HDL 1.03 mmol/L；LDL 5.31 mmol/L；GLU 9.95 mmol/L；CK 526 U/L；cTnI 17.09 μg/L。

ECG 检查：窦性心律；急性高侧壁及前壁心梗。

X 线全胸正位片：胸廓对称，气管居中，两侧肺纹理增粗，心影向左下扩大，右膈面光整，右肋膈角锐利，左肋膈角不清。

讨论：

患者所患心脏疾病如何分型，各型临床表现有何不同？

第三幕

治疗经过：入院后经抗血小板聚集、抗凝、扩张冠脉、控制血压、调脂、降血糖等治疗后，检测 cTnI 2.89 μg/L。在治疗期间，患者要求转院治疗，后在乘车去上海就医途中死亡。

讨论：

1. 试分析导致患者死亡的最主要原因和疾病是什么？
2. 如做尸体解剖，试推测患者心脏会存在哪些病理学改变？
3. 患者所患的其他疾病与直接导致死亡的疾病有无关系，为什么？
4. 该患者致死性疾病应如何预防？

病例七

第一幕

患者，女，30 岁。

主诉： 反复心悸、气短 1 年，加重不能平卧伴下肢水肿 1 个月。

现病史： 患者 1 年前因劳累后开始出现心悸、气短，休息后好转，但症状反复发作。1 月前，患者因着凉后出现发热、咳嗽、咳痰，伴心悸、气短明显加重，不能平卧，同时出现双下肢水肿、少尿、右上腹胀痛、食欲减退，现为求明确诊治收入院。

既往史： 咽痛、关节疼痛病史 10 年。

讨论：

　　1. 试述引起患者心悸、气短及下肢水肿的常见病因是什么？

　　2. 结合病史推测患者 1 年前最可能患有何种疾病？其诊断依据是什么？

　　3. 你认为还需要对患者进行哪些方面的检查？各项相应检查的意义分别是什么？

第二幕

　　体格检查

　　T：37.5 ℃；P：110 次/分；R：32 次/分；BP：110/70 mmHg。

　　半卧位，慢性病容，四肢末梢及口唇发绀。颈静脉怒张。双肺底部可闻及湿性啰音。心尖部触诊有舒张期震颤，心界向左右两侧扩大，心率 110 次/分，心律不齐，心尖部闻及隆隆样舒张期杂音。肝于肋下 3 cm、剑突下 5 cm 可触及，质韧，轻度压痛，肝颈静脉回流征阳性。双下肢凹陷性水肿（++）。

　　辅助检查

　　实验室检查：尿常规可见尿蛋白（+）、红细胞 1～2/HP，透明管型 1～2/HP。

　　X 线检查：心脏向左右两侧扩大，双肺纹理增粗。

　　临床诊断：①风湿性心脏病；②二尖瓣狭窄伴关闭不全；③全心功能衰竭；④肺部感染。

讨论：

　　1. 该患者的临床诊断是否准确？其诊断依据是什么？

　　2. 该疾病所导致听诊瓣膜区杂音的病理学基础是什么？

　　3. 患者本次就诊出现的心悸、气短及下肢水肿等表现，提示疾病进展到什么阶段？

　　4. 试述患者肝脏有哪些大体和镜下病变？

第三幕

　　治疗经过： 给予强心、利尿、抗感染等对症治疗及吸氧等支持疗法，2 个月后症状缓解，患者主动要求出院。

讨论：

　　1. 请评价患者本次入院就诊的治疗方案是否恰当？

　　2. 简述患者采用该治疗方案的依据。

病例八

第一幕

患者，女，58 岁。

主诉： 间断心前区疼痛半年，加重 6 小时，晕厥 30 分钟。

现病史： 患者半年前因情绪波动出现心前区疼痛，同时感左上臂、左肩疼痛；伴出汗，持续 5~10 分钟。经休息、口服速效救心丸后缓解。6 小时前活动后再次出现心前区剧痛，冷汗淋漓，持续约 15 分钟，休息并自服速效救心丸 6 粒后好转，未就诊。30 分钟前晚饭后收拾家务时，突然晕倒，意识丧失，急诊入院。

讨论：

1. 结合病史，推测患者此次晕厥的原因。
2. 你认为还需要对患者进行哪些方面的检查？相应检查的意义是什么？

第二幕

体格检查

T：37.3 ℃；P：120 次/分；R：20 次/分；BP：80/40 mmHg。

急查心电图：急性前壁心肌梗死。

讨论：

1. 依据主诉、体格检查结果，患者患有何种疾病？其诊断依据是什么？
2. 试述该疾病的类型有哪几种？危害最大的是哪个类型？
3. 患者本次就诊出现了晕厥，说明疾病发生了什么进展？

第三幕

治疗经过：给予升压、抗血小板聚集、抗凝、心肺复苏等治疗，经抢救无效死亡。

尸检摘要：身高 159 cm，体重 65 kg，腹壁脂肪厚度为 4.5 cm。心脏重 350 g，左心室壁厚度 1.6 cm。左冠状动脉前降支和右冠状动脉管腔狭窄（Ⅱ~Ⅲ级）。大脑左半球中央动脉粥样硬化，小动脉瘤形成。左侧内囊见桃核大坏死灶（软化灶）1 个，并见多量出血。双肺体积增大，切面可见暗红色泡沫状液体流出。

讨论：

1. 根据尸检材料，患者可能的直接死因是什么？
2. 请分析尸检结果中该患者心、脑出现上述变化的病理机制是什么？
3. 患者本次入院就医，在治疗上是否存在不足之处？

病例九

第一幕

患者，男，52 岁。

主诉：胸闷、喑哑，伴下颌痛 1 周。

现病史：患者一周前无明显诱因出现胸闷、喑哑，伴下颌痛，曾就诊于附近医院。查体右上肺闻及局限干鸣音，ECG 示窦性心律，S-T 段压低、T 波倒置；X 线示纵隔增宽，建议行胸部 CT，给予贝康亭及维生素 B₆ 输液后未见明显好转，于今日住院治疗。

讨论：

1. 患者胸闷、喑哑，伴下颌痛，结合现病史中的检查结果，最应该考虑患者发生了哪个系统的疾病？应该进一步做什么检查？

2. 心电图检查 S-T 段压低、T 波倒置，提示什么？是由什么原因引起的？

3. 临床上可以引起纵隔增宽的疾病有哪些？

第二幕

体格检查

T：37.4 ℃；P：82 次/分；R：21 次/分；BP：140/100 mmHg。

呼吸尚稳，可闻及喉部喘鸣音，颈部及锁骨区未及异常肿物，心、肺无异常。

辅助检查

胸部 CT 检查：升主动脉增宽，降主动脉内高密度影，胸膜稍增厚，请详查心血管。

胸片 X 线检查：右上纵隔增宽。

讨论：

1. 患者测量血压偏高，结合临床表现，给你哪些警示？如何进一步进行诊断和鉴别诊断？

2. 患者胸部 CT 检查出现升主动脉增宽、降主动脉内高密度影，提示患者发生了什么疾病？结合此例患者，最可能的疾病诊断是什么？

3. 喉部喘鸣音产生的病因有哪些？根据此例患者，分析出现喉部喘鸣音的病理生理学基础。

第三幕

治疗经过： 入院后复查 ECG 显示连发房早，给予洛美沙星+氟美松治疗，2 天后加用青霉素钠治疗。在静脉输入青霉素钠时，患者突发呼吸困难、抽搐、血压下降，立即抢救，因未能显示声门，气管插管不成功。后改为加压气囊给氧，心脏按压，皮下注射肾上腺素等复苏药物，30 分钟后因抢救无效死亡。

尸检摘要： 心包腔高度充盈，剪开后见暗红色血性积液 450 mL；另见一暗红色血凝块，体积为 15 cm×15 cm×3 cm。升主动脉内壁可见多处隆起的黄色斑块；从主动脉根部至腹主动脉分叉及主动脉弓主要分支处，均可见动脉壁呈分层状、管内充满暗红色凝血块（夹层动脉瘤）。

镜下： 左心室多灶性心肌细胞萎缩、断裂及纤维组织增生，部分心肌细胞肥大。主动脉壁中膜与内膜分离，其内充满凝血块、周边可见大量急慢性炎细胞浸润。主动脉根部及主动脉弓分支处的血管外膜可见大量炎细胞浸润，肉芽组织形成和纤维组织增生。另见部分主动脉内膜增生，内膜下大量胆固醇物质沉积及钙化，周围可见泡沫细胞及淋巴细胞浸润，中膜平滑肌萎缩。冠状动脉内膜增厚，纤维组织增生，伴玻璃样变。

讨论：

1. 分析该患者所患疾病的发生发展过程及患者最后的死亡原因。

2. 在救治过程中，患者为什么突然发生了呼吸困难、抽搐、血压下降？

3. 分析患者心包腔高度充溢积血的原因是什么？心包腔内的暗红色血凝块是如何形成的？若做成病理切片，其镜下结构是什么？

4. 根据患者尸检报告，其主动脉先后发生了什么病变？发生发展经过如何？

5. 患者的心脏出现了什么病变？试解释其与动脉病变之间的关系。

6. 医院在患者入院就诊后的治疗措施是否存在不足之处？有什么经验教训可以吸取？作为医务工作者，遇到这样的患者，你应该如何诊治？采取哪些检查可以帮助你的诊断？

病例十

第一幕

患者，男，44 岁。

主诉：发热、头痛 1 天，加重伴昏迷 6 小时。

现病史：患者 1 天前无明显诱因出现发热、畏寒、头痛、眩晕，测体温 39 ℃，自服银翘解毒片。6 小时前突发意识不清，随后昏迷，遂急诊入院。

既往史：高血压病史 3 年，二尖瓣置换术 2 年。

家族史：否认家族遗传病史。

讨论：

1. 引起患者发热、头痛，伴发昏迷的常见病因是什么？

2. 结合既往病史，患者此时最可能患有何种疾病？试分析该疾病的发生发展经过。

3. 你认为还需要对患者进行哪些方面的检查？各项检查的意义是什么？

第二幕

体格检查

T：39 ℃；P：140 次/分；R：40 次/分；BP：90/50 mmHg。

意识模糊，发育正常，营养中等。面色潮红，呼吸急促。前胸、腹壁及下肢可见散在出血点，体表淋巴结无肿大，颈静脉无怒张。双肺呼吸音粗，可闻及湿性啰音，心音低钝，心率 140 次/分，律不齐。四肢无力，生理反射存，病理反射未引出。尿量：25 mL/h。

胸部 X 线检查：双肺纹理增粗。

讨论：

1. 患者体格检查有什么异常？前胸、腹壁为什么出现散在出血点？

2. 还应该做哪些辅助检查？这些检查会对疾病的鉴别诊断有什么帮助？

3 依据主诉、既往病史、体格检查和辅助检查结果，判断患者患有何种疾病？其诊断依据是什么？

第三幕

治疗经过：入院后迅速进行积极抢救，最终因抢救无效于 2 小时后死亡。

尸检摘要：躯干部及双侧大腿可见多个玫瑰色出血点，直径 0.1~0.5 cm。

左侧胸部可见一半月形陈旧性手术切口。心包脏层与壁层广泛纤维性粘连伴心包腔轻度狭窄。左心房、左心室明显扩张伴纤维化，二尖瓣周径 4.3 cm，瓣膜显著增厚伴纤维化，开口呈漏斗状，伴赘生物形成（1.5 cm×1.0 cm×0.8 cm），腱索明显缩短，乳头肌严重纤维化；主动脉瓣和三尖瓣均明显肥厚，闭锁缘显著纤维化。冠状动脉开口通畅，未见明显狭窄，主动脉根部未见明显粥样斑块。镜下：左心室心肌细胞间可见多发性小脓肿灶及细菌菌团，少量风湿小体形成，心肌细胞内弥漫性脂褐素沉积。左心房内膜纤维组织增生伴透明变性。腱索纤维组织明显增生伴透明变性，乳头肌部分肌细胞肥大伴多灶性纤维化，小血管腔内可见细菌菌团。二尖瓣内膜大量纤维组织增生伴透明变性，并见由大量细菌菌团、血小板、红细胞及急慢性炎细胞组成的赘生物，主动脉内膜增厚，内膜下大量胆固醇结晶沉积伴纤维组织增生及钙化，中膜平滑肌轻度萎缩。

肺、肝脏、肾脏、脾脏等组织毛细血管内均见弥漫、数量不等菌团，组织中见多发性小脓肿形成。

讨论：

1. 该患者患有何种疾病？发生了哪些主要的并发症？阐述患者的死亡原因。
2. 尸检肉眼及镜下显示患者心脏出现了哪些病理改变？这些病变之间有何关系？
3. 患者本次入院就诊疾病的病因、诱因及发病机制分别是什么？患者其他脏器为什么均出现多发性脓肿？

病例十一

患者，女，82 岁。

主诉：间断胸闷 20 年，阵发性心前区疼痛 1 天。

现病史：患者于 20 年前无明显诱因出现胸闷，呈压榨感，劳累后加重。此后胸闷反复发作，持续时间约 2 分钟，休息或含服速效救心丸可缓解，未行规范诊疗。1 天前无明显诱因出现心前区刺痛、憋闷、压榨感，疼痛向左肩背部放射，持续时间约 30 分钟；伴憋气头晕，非喷射性呕吐胃内容物 1 次。为进一步诊治，收住入院。

既往史：33 年前因"子宫肌瘤"行全宫切除术。18 年前曾在某医院诊断为慢性支气管炎。腰椎滑脱症病史 2 年。否认其他病史。

体格检查

T：36.8 ℃；P：100 次/分；R：26 次/分；BP：165/100 mmHg。

急性痛苦病容，面颊及口唇轻度紫绀，颈静脉怒张。心界向左下扩大，心率 100 次/分，律不齐，二尖瓣听诊区闻及收缩期杂音。双下肢凹陷性水肿（+）。

辅助检查：心电图示室性早搏，$V_1 \sim V_6$ ST 段抬高 0.1 mV 伴 T 波倒置。

治疗经过：入院后第 2 天突然出现呼吸、心跳停止，虽经积极抢救，最终死亡。死亡后进行尸体剖检。

尸检摘要：心脏肥大，重 512 g，四个心腔扩大，左室肥厚，室壁厚 21 mm。左冠状动脉主干、前降支、左旋支、右冠状动脉主干粥样硬化伴钙化，局部管腔狭窄（Ⅲ~Ⅳ级）；左室前壁、左室后壁、右室前壁、室间隔急性心肌梗死，可见心肌节段性、灶性坏死，肌浆凝集，横纹消失，肌纤维溶解、断裂。肺淤血，肺水肿，槟榔肝。双侧颗粒状固缩肾。

讨论：

1. 解释患者心脏出现了哪些病变？其与患者所患哪种疾病相关？
2. 该患者可能出现哪些合并症？其形成机制是什么？
3. 患者出现肺淤血、肺水肿及槟榔肝，给你哪些提示？
4. 该患者的最终诊断及死因是什么，请给出相关诊断依据。

病例十二

患者，男，72 岁。

主诉：突发昏迷，伴右半身瘫痪 3 天（病史由家属代诉）。

现病史：1 个月前右足剧痛，逐渐出现感觉消失，皮肤发黑，左下肢逐渐变细。3 天前生气后，突然昏迷、失语，右半身瘫痪，出现抽泣样呼吸。今晨 4：25 呼吸、心跳停止而死亡。

既往史：高血压 20 余年，血压波动在（180~200）/（100~110）mmHg。10 余年来偶查血脂偏高，未治疗。近几年出现数次短暂的心前区剧痛，持续数十秒，休息后缓解。近 1 年，活动后心前区疼痛，心悸气短。半年前双下肢发凉、发麻，走路多时疼痛，休息后缓解。

尸检摘要：老年男尸，心脏明显增大，重 950 g，左心室明显增厚，心腔扩张。主动脉、颈总动脉、脑基底动脉、冠状动脉、左股动脉及胫前动脉等内膜不光滑，散在大小不等黄白色斑块，管壁增厚，管腔狭窄。右胫前动脉及足背动脉管壁不规则增厚，一处管腔阻塞。右足趾变黑，分界清楚。左下肢肌肉萎缩。脑组织重 1000 g，脑回变窄，脑沟变深。脑实质取材，镜下见细动脉壁玻璃样变，小动脉壁呈纤维性增生伴微动脉瘤形成。左大脑内囊部大片出血，破入脑室，延髓处见压痕。肾：左肾重 100 g，右肾重 95 g，表面细颗粒状。肾实质取材，镜下：部分肾小球纤维化、玻璃样变，相应肾小管萎缩、消失；部分肾小球肥大，相应肾小管扩张。

讨论：

1. 患者右足感觉消失、皮肤发黑的原因是什么？左下肢为什么会变细？
2. 患者生前患有哪些疾病？诊断依据是什么？
3. 结合尸检，总结患者出现了哪些病变？并分析这些病变与哪些疾病相关？
4. 依据病史，患者左大脑内囊出血，为什么不在其他部位，其原因是什么？

5. 患者直接死因是什么？诱因是什么？

病例十三

患者，女，21 岁。

主诉：间断胸闷、心悸伴发热 2 天。

现病史：患者 2 天前受凉后出现胸闷、心悸、发热，测体温 37.5 ℃，恶心呕吐数次，呕吐物为胃内容物。门诊查心电图示：窦性心律、房性早搏、$V_1 \sim V_4$ ST 段压低 0.05mV。以"急性病毒性心肌炎"收住入院。

既往史：既往体健。

体格检查

T：37.5 ℃；P：73 次/分；R：20 次/分；BP：90/60 mmHg

神志清，精神可，查体合作。心率 73 次/分，心律不齐，心音较弱。

辅助检查：心肌酶谱示 CK-MB 40 U/L；cTnT 0.68 μg/L。

入院后，经营养心肌治疗，病情好转，予以出院。

讨论：

1. 该患者可能患有哪种疾病？诊断依据是什么？
2. 试述该患者所患疾病在心血管系统可能出现的主要病理变化。
3. 该类疾病常可导致心律失常，其原因是什么？
4. 若该患者因延误治疗而死亡，其尸体解剖可见心脏存在哪些病理学改变？

病例十四

患者，男，61 岁。

主诉：反复胸闷心悸 3 年，加重 1 天。

现病史：患者 3 年前无明显诱因出现反复胸闷、心悸，活动后症状加重，休息后可缓解，曾以"冠心病""心功能不全"多次住院治疗。平素口服阿司匹林肠溶片。1 天前感胸闷、心悸明显加重，伴夜间不能平卧、咳嗽、咳泡沫状痰，为求进一步诊治入院。

既往史：否认其他病史和过敏史。

体格检查

T：36.8 ℃；P：98 次/分；R：30 次/分；BP：140/80 mmHg。

颈静脉怒张，双肺呼吸音粗，肺底可闻及少许湿性啰音。心率 98 次/分，心律不齐。腹部移动性浊音阳性，双下肢凹陷性水肿（++）。

辅助检查

心肌酶谱检查：ALT 18 U/L；CK 180 U/L；α-HBDH 193 U/L；LDH 264 U/L。

心电图检查：窦性心律，室性早搏Ⅱ、Ⅲ、aVF 的 ST 段压低 0.05mV。

胸部 X 线检查：双肺纹理增粗。

治疗经过：入院后经利尿、强心、扩血管等对症治疗后，病情好转出院。

讨论：

    1. 试分析该患者患有哪些疾病？其诊断依据是什么？

    2. 试分析该患者为何夜间不能平卧入睡？其发生机制是什么？

    3 该疾病（病变）是如何发生、发展的？

    4. 试分析本病应该如何预防？

病例十五

    患者，女，28 岁。

    主诉：间断心悸、气短、喘息 6 年，加重伴右侧肢体无力 2 天。

    现病史：患者近 6 年来活动后感心悸、气促、喘息，休息后症状缓解。2 天前突感心悸、喘息加重，不能平卧。晨起如厕时，右侧肢体无力，突然倒地，遂急诊入院。

    既往史：风湿病病史 18 年，每次给予水杨酸类药物、肾上腺皮质激素和抗生素等治疗后，病情缓解出院。

    体格检查

    T：37.5 ℃；P：115 次/分；R：30 次/分；BP：120/70 mmHg。

    神志尚清，端坐呼吸，双侧面颊潮红，口唇发绀，颈静脉怒张。双肺底部可闻及湿性啰音。心界向两侧扩大，心音强弱不等，心率快，律不齐，心尖部可闻及 4/6 级收缩期和舒张期杂音。肝肋下 3 cm 可触及，有压痛。双下肢凹陷性水肿（++），右侧肢体无感觉，运动障碍，肌张力增强。右下肢 Babinski 征阳性，左下肢 Babinski 征阴性。入院后经利尿、强心、抗血小板聚集、抗凝等治疗，病情未见好转，经抢救无效死亡。

    尸检摘要：心脏、肺脏、肝脏体积增大。二尖瓣狭窄伴关闭不全，左心房后壁心内膜增厚，左心耳有附壁血栓。镜下可见心室壁增厚，心肌间质内可见风湿小体，二尖瓣纤维组织增生及瘢痕形成；肺泡壁毛细血管扩张充血，肺泡间隔增宽，炎细胞浸润，肺泡腔内可见心衰细胞；右肾可见一扇形的梗死灶，营养该区域的血管中有血栓样物堵塞，与血管壁粘连不紧密。大脑左侧内囊区域有一 1.5 cm×1.5 cm 大小的梗死灶，其相应供血小动脉内有一血栓样堵塞。

讨论：

    1. 患者 6 年前可能患有何种疾病？其诊断依据是什么？

    2. 尸检中可见各脏器发生了什么病变，请做出相应病理诊断。

    3. 患者出现上述临床表现的病理学基础是什么？

    4. 试分析本例患者所患疾病的发生发展过程。

病例十六

    患者，男，35 岁。

    主诉：间断性胸闷、憋气 1 周。

    现病史：患者于 1 周前感冒后出现憋气、胸闷，不能平卧，伴夜间阵发性呼吸困难，并感心悸，稍稍活动后加重，咳嗽，咳泡沫样痰而收住入院。

既往史：3 周前，患者感冒后出现吞咽困难，左膝关节疼痛；2 天后，疼痛转移至右肩关节及肘关节；3 天后，足背部轻微水肿，未系统治疗。

体格检查

T：36.5 ℃；P：105 次/分；R：22 次/分；BP：90/60 mmHg

神志清，精神欠佳，口唇发绀，不能平卧，双肺呼吸音粗，可闻及湿性啰音。心率快、律齐，二尖瓣听诊区可闻及收缩期杂音，主动脉瓣听诊区可闻及第二心音分裂，P2>A2。双下肢凹陷性水肿（+）。

辅助检查

实验室检查：血常规示 WBC $7.4×10^9$/L；L $4.4×10^9$/L；RBC $3.49×10^{12}$/L；HGB 97 g/L。血清抗链"O"（+），RF<20 U/mL；ESR 100 mm/h。

心脏超声检查：左室扩大，二尖瓣轻度狭窄与中度关闭不全，主动脉瓣关闭不全，征象符合风湿性心脏病。

治疗经过：入院后虽给予抗风湿及对症治疗，但病情仍逐渐加重，入院第 10 天病情恶化，经抢救无效死亡。

尸检摘要：心、肺、肝、肾、脾增大，心内膜可见疣状赘生物，二尖瓣缩窄，肺淤血，槟榔肝，肾脏小静脉及毛细血管扩张淤血。镜下：心内膜结缔组织增生，心肌间质多见风湿小体；肺泡壁毛细血管扩张、纤维结缔组织增生，肺泡腔内淤血、炎细胞浸润，可见大量心力衰竭细胞；肝细胞明显脂肪变性。

讨论：

1. 尸检可见患者各脏器发生了何种病变？其病理诊断是什么？
2. 试分析患者所患疾病的发生发展过程，为何因治疗效果差而死亡？
3. 该病常侵犯哪些脏器？何种脏器的病变最为严重？
4. 原发病应如何预防？

病例十七

患者，女性，32 岁。

主诉：间断心悸、气短 19 年，加重伴左眼失明 1 天。

现病史：19 年前在一次"感冒、咽痛"后大约 1 个月时，自觉大关节游走性疼痛，发热，进而出现心悸、气短而第一次住院。被诊断为"风湿病"。经水杨酸类药物、肾上腺皮质激素和抗菌素等治疗后，病情缓解出院。此后关节肿痛间断发作。6 年前，患者逐渐出现活动后心慌、气短，偶尔夜间阵发性呼吸困难、不能平卧而再次入院。入院后给予强心药物和相关支持疗法后，病情缓解出院。1 个月前，患者出现发热、心悸、不能平卧，突发左眼失明 1 天而收住入院。

既往史：否认其他病史。

体格检查

T：39 ℃；P：110 次/分；R：29 次/分；BP：90/60 mmHg。

神志清，精神差，贫血貌。端坐呼吸，口唇发绀，颈静脉怒张，胸前壁皮肤散在多个小出血点。双肺可闻及湿性啰音，心界向两侧扩大，心率快，心律不齐；心尖部听诊可闻及收缩期和舒张期杂音。肝于肋下 2 cm 触及。下肢水肿（++）。

辅助检查

血常规：HGB 80 g/L；WBC 18×10⁹/L；NEUT% 86%。

血培养：草绿色链球菌（+）。

X 线胸片示：心界向两侧扩大。

治疗经过：入院后经强心、抗感染等治疗，病情无明显好转，相继出现血尿、左下肢剧痛和腰痛。3 天后，突然右侧偏瘫，昏迷，经抢救无效死亡。家属拒绝尸检。

讨论：

1. 患者 6 年前可能患有何种疾病？其诊断依据是什么？

2. 试分析患者的死亡原因是什么？试解释其与 6 年前所患疾病的相关性。

3. 试分析患者左眼失明及右侧偏瘫可能的机制是什么？如行尸检，患者脑部可见到哪些病变？

4. 简述该患者所患疾病的发生发展过程。

病例十八

患者，男，67 岁。

主诉：阵发性心前区不适 5 年，加重 2 周。

现病史：患者 5 年前因长时间行走后自觉胸闷及心前区不适，但无明显疼痛，休息 3~5 分钟后自行好转，此后症状多次于劳累后发作，未系统诊治。入院前 2 周，症状发作并加重，至某医院住院检查，冠状动脉造影显示三支主干血管管腔均有狭窄，为求手术治疗收住入院。

既往史：高血压病史 7~8 年，血压最高达 200/100 mmHg，间断服用北京降压 0 号、康宝得维治疗，血压控制于 160/80 mmHg。一周前发现血糖升高，在 14~16 mmol/L 之间波动。

家族史：否认家族遗传病史。

体格检查

T：36.2 ℃；P：74 次/分；R：18 次/分；BP：159/83 mmHg。

发育良好，营养中等，意识清楚，皮肤黏膜无黄染、皮疹及出血点，无皮下结节，全身浅表淋巴结均未触及肿大，口唇无紫绀，颈静脉无怒张。肝颈静脉回流征阴性。双肺呼吸音粗，双肺底部可闻及少量湿性啰音。心音有力，律齐，各瓣膜听诊区均未闻及病理性杂音，腹软，无压痛，肝、脾未触及。

辅助检查

心电图示：窦性心律，V₄~V₆ 导联 T 波倒置。

治疗经过：入院后第 7 天行冠脉搭桥术，术后 3 天病情忽然恶化，经抢救无效死亡。

尸检摘要

大体观察：左胸腔内大量积血及血凝块（约 3000 mL），心前区心包脏壁层大范围粘连，与心壁及主动脉根部吻合口处可见一 0.3 cm 大小破口。左心室前壁、侧壁及心尖部切面内见灰白色条纹区，边界不清，质韧。冠状动脉及其分支呈明显偏心性狭窄、僵硬，主动脉内壁见弥漫性黄白色斑块、大小形状不等，继发破溃、出血、钙化。主动脉弓部管壁内膜与中膜分离，内含血液。

镜下观察：心外膜可见肉芽组织增生和纤维化，与心包脏壁层粘连。心肌细胞弥漫性肥大及水肿，多灶性心肌纤维化，以右心室为著，心内膜下纤维组织增生。主动脉内膜下可见大量胆固醇结晶裂隙，泡沫细胞沉积及纤维组织增生，多量钙盐沉积，中膜平滑肌及弹力纤维萎缩，内外弹力板结构消失。局部动脉壁中膜与内膜分离，内含血液。冠状动脉内膜下可见大量胆固醇结晶裂隙，泡沫细胞沉积及纤维组织增生，多量钙盐沉积。

双肺脏均呈暗红色，镜下：胸膜纤维组织增生，部分肺泡壁毛细血管弥漫性淤血，肺泡腔可见粉染水肿液，部分肺泡腔内可见含铁血黄素沉积及吞噬含铁血黄素颗粒的巨噬细胞。肺叶周边部肺泡腔囊性扩张，肺泡间隔变窄呈贫血状，部分肺泡壁断裂融合。

讨论：

1. 试述引起患者死亡的直接原因是什么？患者左胸腔内大量积血及血凝块是怎么产生的？

2. 结合尸检结果，判断患者心脏和血管都有哪些病变？这些病变之间有何联系？

3. 肺部尸检报告提示患者发生了何种病理改变？其形成机制是什么？

病例十九

患者，女，49 岁。

主诉：间断心悸、气短 10 年，加重伴夜间不能平卧 10 天。

现病史：患者 10 年前无明显诱因出现心悸、气短症状，就诊于附近医院，查胸片及心脏彩超提示风心病、二尖瓣狭窄，未系统诊治。后间断因感冒、受凉后诱发心悸、气短，时有咳嗽。10 天前患者出现咳嗽，咯少量白痰，憋喘、夜间不能平卧；伴有持续心悸，不能缓解，无明显胸痛。就诊于外院门诊，查心脏彩超示二尖瓣狭窄，心电图示快速房颤，给予西地兰、速尿静推后，症状有所缓解。现为进一步明确诊疗，收住入院。

体格检查

T：36.4 ℃；P：115 次/分；R：36 次/分；BP：90/60 mmHg。

神志清楚，配合检查，全身皮肤黏膜无黄染。颈静脉怒张，肝颈静脉回流征阳性。胸廓无畸形，双侧呼吸运动对称，呼吸音粗，未闻及干、湿性啰音。心尖搏动位于第 5 肋间左锁骨中线处，心率 120 次/分，心律不齐，心尖部可闻及舒张期隆隆样杂音。腹软，无压痛，肝、脾未触及。双下肢凹陷性水肿（+）。

辅助检查

心脏彩超：二尖瓣狭窄，面积 0.8 cm^2。

胸部 CT：主动脉、肺动脉增粗，肺淤血，左房增大，符合二尖瓣狭窄。

治疗经过：给予利尿、强心、抗感染及抗心律失常治疗，拟行瓣膜成形术。经积极治疗，患者症状缓解，入院 10 天后行"经皮二尖瓣球囊成形术"，于术中死亡。

尸检摘要

心脏：心包腔脏、壁层广泛纤维性粘连伴心包腔轻度狭窄，左房明显扩张伴内膜增厚及纤维化，二尖瓣瓣膜显著增厚伴纤维化，腱索明显缩短，乳头肌严重纤维化，开口呈漏斗状。

肺：双肺大部分区域呈灰红色，左肺叶间可见明显纤维性粘连。镜下：双肺肺泡间隔弥漫性增宽，肺泡壁毛细血管弥漫性淤血扩张，大部分肺泡腔内充满粉染均质液体，并可见吞噬含铁血黄素的巨噬细胞，散在炎细胞浸润。

肝：表面呈花斑状，切面红黄相间（槟榔肝），肝脏被膜增厚，肝小叶结构尚清。中央静脉及肝窦淤血扩张，部分肝索受压萎缩，局部脂肪变性。

讨论：

1. 试述患者患有何种疾病？解释其发生发展过程。

2. 根据尸体检查结果显示，患者的心脏、肺脏、肝脏均发生了什么病变？阐明病变之间的关系。

3. 患者直接死因是什么？

4. 作为一个医学生，你觉得该病应如何预防？

（何婷婷、熊凡、陈倩、何彦丽）

第七章　呼吸系统疾病 ▷▷▷

病例一

第一幕

患者，男，26 岁。

主诉： 发热、咳嗽、咳痰伴胸痛 2 天。

现病史： 患者 2 天前淋雨受凉后出现发热、咳嗽、咳痰伴胸痛、呼吸痛，以右侧为主，并出现乏力、头痛、全身肌肉酸痛，遂住院诊治。

既往史： 无特殊。

讨论：

1. 患者最有可能的诊断是什么，请给出依据。
2. 若明确诊断，还需做哪些检查？各项检查的意义分别是什么？

第二幕

体格检查

T：39.5 ℃；P：110 次/分；R：26 次/分；BP：105/60 mmHg。

神志清，精神可，急性热病容。呼吸急促，口唇可见疱疹，咽部充血，颈软，胸廓无畸形，胸壁无压痛。右下肺叩诊稍浊，触觉语颤增强，右下肺闻及湿性啰音和支气管呼吸音，语音传导增强，闻及胸膜摩擦音。心脏叩诊浊音界不大，心率 110 次/分，律齐，各瓣膜听诊区未闻及病理性杂音。腹软，全腹无压痛，肝脾肋下未触及。无杵状指（趾）。

辅助检查

实验室检查：血常规示 WBC $18×10^9$/L；NEUT% 92%；LYM% 7%；HGB 136 g/L；RBC $4.5×10^{12}$/L。血气分析：pH 7.36；$PaCO_2$ 40 mmHg；PaO_2 85 mmHg。

痰涂片检查：见革兰阳性链球菌。

胸部 X 线检查：肺纹理增多，右下肺见大片均匀致密阴影。

讨论：

1. 体格检查有哪些阳性结果，提示肺出现什么样的病变？

2. 实验室检查的阳性结果，提示该疾病属于什么病变性质？

3. 痰涂片及胸部 X 线检查对疾病诊断起到什么作用？

4. 该病的常见病因及好发于人群、典型临床表现分别是什么？

5. 该病的诱因有哪些？

第三幕

治疗经过： 给予静脉滴注抗生素等对症治疗，患者第 3 天咳出铁锈色痰，并有憋喘，口唇黏膜轻度紫绀，给予吸氧等支持疗法。第 5 天转为脓性泡沫痰，继续对症处理后，患者精神状态好转，缺氧症状改善，体温有所下降。第 6 天复查胸片示：右下肺出现边缘不清的云絮状阴影，听诊闻及湿性啰音。第 7 天，患者体温降至正常，予以出院。

讨论：

1. 该疾病的特征性痰是什么？该痰是如何产生的？

2. 根据查阅的相关资料，分析患者发病急骤、危重的原因，其预后如何？为什么？

3. 治疗效果能否印证疾病诊断是否正确？若治疗不恰当，会出现哪些并发症？

病例二

第一幕

患者，男，62 岁。

主诉： 反复咳嗽、咳痰 20 年，喘息、心悸 2 年余，加重 1 周。

现病史： 患者反复咳嗽、咳痰 20 年，每年持续 2~3 个月，春冬季易发作，咳嗽以早晚为重，咳白色泡沫样痰为主，发作时予抗生素及对症处理后症状好转。近 2 年来，咳嗽、咳痰症状加重，发作时出现喘息、心悸，夜间不能平卧伴下肢水肿，自服抗生素（具体不详）未见好转。1 周前，因受凉后上述症状加重而住院。

既往史： 吸烟史 30 年，20 支/天，否认饮酒史。

讨论：

1. 该疾病有何临床特点？体格检查需注意什么？

2. 患者的临床诊断是什么？该病如何分级？

第二幕

体格检查

T：38.1 ℃；P：120 次/分；R：25 次/分；BP：105/60 mmHg。

神志清，精神差，慢性病容，营养中等，端坐呼吸，口唇发绀，颈静脉怒张，桶状胸，肋间隙增宽，双肺叩诊过清音，双肺呼吸音低，闻及散在湿性啰音，心尖搏动位于剑突下，心率 120 次/分，律齐，心音遥远，三尖瓣听诊区可闻及 2 级收缩期吹风样杂音，$P_2 > A_2$。腹平软，全腹无压痛，肝于肋下 3 cm、剑突下 5 cm 可触及，质软、光滑，肝颈静脉回流征阳性，脾肋下未触及，双下肢凹陷性水肿（++）。可见杵状指（趾）。

实验室检查

血常规：WBC 14×10^9/L；NEUT% 86%；LYM% 13%；HGB 156 g/L；RBC 4.8×10^9/L。电解质检查：K^+ 4.2 mmol/L；Na^+ 136 mmol/L；Cl^- 100 mmol/L。动脉血气分析：pH 7.35；$PaCO_2$ 54 mmHg；PaO_2 52 mmHg。

X 线胸片：双肺透亮度增高，纹理多呈网状，肋间隙增宽，右下肺动脉干横径 18 mm，右前斜位肺动脉圆锥突起。

心电图：窦性心动过速，肺型 P 波，电轴右偏+120°。

讨论：

1. 患者肺脏的病理变化有哪些？

2. 试从患者的临床表现，分析临床病理联系。

3. 患者的原发病是什么？有哪些并发症？请分析其发生的机制。

第三幕

治疗经过：给予吸氧、头孢他啶钠抗感染、氨茶碱解痉平喘、甲基强的松龙抗炎及氢氯噻嗪利尿等治疗，1 周后患者咳嗽、咳痰减轻，喘息、心悸改善，双下肢水肿消失，停止利尿药治疗，并逐渐减少甲基强的松龙的用量。

讨论：

1. 患者 20 年来肺部病变是如何发生发展的？最终可引发哪些并发症？

2. 患者的体格检查及辅助检查，除肺部及心脏变化外，还出现什么体征？其原因是什么？

病例三

第一幕

患者，女，73 岁。

主诉：间断性咳嗽 30 年，胸闷、气短 10 年，此次发作、加重 1 天。

现病史：患者 30 年前开始出现咳嗽，呈阵发性，音调低钝，咳白黏痰，易咳出。此后咳嗽、咳痰反复发作，予药物（具体不详）治疗后可缓解。10 年前，患者逐渐出现胸闷、气短，活动后症状明显，予对症治疗后缓解，病情反复。1 天前，上述症状加重，伴乏力、纳差，为求明确诊治收入院。

既往史：对青霉素过敏，余既往史无特殊。

讨论：

1. 根据所学的病理学知识，推测患者 30 年来可能所患何病？其诊断依据有哪些？

2. 10 年前疾病开始有哪些改变？这些改变与 30 年来所患疾病有何联系？

3. 若明确诊断，还需要做哪些检查？各项检查的意义分别是什么？

第二幕

体格检查

T：36.6 ℃；P：82 次/分；R：20 次/分；BP：140/90 mmHg。

神志清，精神可，口唇发绀，端坐位，颈静脉怒张，双侧呼吸运动一致，触诊语颤无明显增减，双侧叩诊呈清音，听诊呼吸音减弱，闻及少量哮鸣音。心率 82 次/分，律齐，各瓣膜听诊区未闻及病理性杂音。腹软，肝于右肋缘下约 3 cm 可触及、质地中等，肝颈静脉回流征阳性，双下肢凹陷性水肿（++）。

辅助检查

动脉血气分析：pH 7.35；$PaCO_2$ 36 mmHg；PaO_2 57 mmHg。

胸片：①双肺间质性改变；②主动脉迂曲增宽。

腹部 B 超：肝脏增大，于肋下 3 cm 可触及，胆、胰、脾、双肾未见明显异常。

胸部 CT：双肺纹理增粗，呈网格样、蜂窝状改变，病变主要为胸膜下及基底部为主，未见明显实性占位病变。主动脉壁见条带状高密度影，心影增大，以右心室为主，余未见明显异常。

肺功能检查：肺总量（TLC）、肺活量（VC）、残气量（RV）减少，一秒用力呼气容积/用力肺活量（FEV1/FVC）正常，一氧化碳弥散量（DLCO）减少，提示通气功能障碍，以限制性通气功能障碍为主，弥漫量减低。

讨论：

1. 胸片及胸部 CT 结果，提示患者出现了何种病变？该病变有何特征？

2. 患者多年来肺部疾病是如何发生发展的？

3. 患者入院时消化系统症状及全身其他临床症状与体征是如何出现的，并说明机制。

第三幕

治疗经过：入院后给予抗感染、改善通气及利尿、强心等对症治疗，患者咳嗽、咳痰及气短症状缓解。住院 2 周，出院后使用舒利迭维持治疗。

讨论：

1. 患者在治疗上有何不足？

2. 后续治疗该如何进行？

病例四

第一幕

患者，女，25 岁。

主诉：阵发性气喘 9 年，加重伴发热 2 天。

现病史：患者 9 年前因装修新居接触油漆后出现气喘，闻及哮鸣音，伴咳嗽、咽部不适，离开环境及对症治疗后病情好转。病程中反复出现气喘，呈阵发性，春秋季节易发作，接触油漆、汽油、煤油等易诱发，使用支气管扩张剂后迅速缓解。支气管舒张试验阳性。2 天前气喘加重，端坐呼吸，伴发热，最高达 38.5 ℃，咳嗽、咳痰，痰稠不易咳出，为求明确诊治收住入院。

既往史：年幼时有皮肤湿疹，无烟酒嗜好。

家族史：母亲患哮喘病，职业无特殊。

讨论：

1. 患者的临床诊断是什么？依据有哪些？其分级如何？
2. 该疾病的发生有什么特点？
3. 如需确诊，还需要做哪些检查？

第二幕

体格检查

T：37.5 ℃；P：104 次/分；R：25 次/分；BP：135/90 mmHg

神志清，端坐位，气促状，口唇、指甲无发绀，额部微汗，颈软，颈静脉无怒张。胸廓无畸形，叩诊过清音，双肺呼吸音减弱，闻及广泛哮鸣音，双肺底细小湿性啰音。心浊音界未扩大，心率 104 次/分，律齐，各瓣膜听诊区未闻及病理性杂音。腹平软，肝、脾肋下未触及，双下肢无水肿，无杵状指（趾）。

辅助检查

实验室检查：血常规示 WBC $11.6×10^9/L$；NEUT% 86%；LYM% 14% 。动脉血气分析：pH 7.53；$PaCO_2$ 43 mmHg；PaO_2 64 mmHg。

胸片：双肺纹理增多。

支气管舒张试验：吸喘乐宁 200μg，15 分钟后 FEV1（1 秒用力呼气容积）增加 21%，且其绝对值增加 250 mL，峰流速为正常预计值的 62%。

讨论：

1. 试述该疾病的临床病理联系。
2. 该病的并发症有哪些？患者是否已出现并发症？为什么？

第三幕

治疗经过：给予吸氧、补液、头孢唑啉钠抗感染、氨茶碱解痉平喘、甲基强的松龙抗炎，并给予异丙托溴铵、沙丁胺醇雾化扩张气道等治疗，1 天后症状缓解，体温恢复正常，逐渐停用甲基强的松龙。

讨论：

　　该病需要与哪些疾病进行鉴别？

病例五

第一幕

　　患者，男，63岁，工人。

　　主诉： 反复咳喘伴双下肢水肿3年，加重5天。

　　现病史： 患者3年前因感冒后出现咳嗽、咳痰、气喘和胸闷，伴有双下肢水肿，入院诊断为"高血压、肺部感染"，经降血压、抗感染治疗后好转出院。出院后病情常有反复，多在冬春季节感冒后诱发，每年发作1~2次，每次持续约3个月。曾先后4次住院治疗。5天前再次感冒，出现咳嗽气喘，咳白色泡沫样痰，近日逐渐变成黄色脓痰，经抗感染治疗未见好转，为求进一步诊治收住入院。发病以来，患者咳嗽、咳痰加重，胸闷气喘，厌食乏力，双下肢凹陷性水肿，无发热、寒战，无心悸，二便尚可。

　　既往史： 无其他特殊病史。

　　个人史： 吸烟史40年，20支/天，无酗酒嗜好。

　　家族史： 否认家族遗传病史。

讨论：

　　1. 根据症状和体征，请推断患者可能患有哪些呼吸系统疾病？

　　2. 患者所患疾病的常见原因是什么？吸烟史与本病的发生是否有关？

　　3. 请根据病史推断患者的发病过程。

　　4. 你认为还需要对患者进行哪些方面的检查？各项检查的意义分别是什么？

第二幕

　　体格检查

　　T：36.4℃；P：78次/分；R：20次/分；BP：160/100 mmHg。

　　神志清，精神欠佳，慢性面容，查体合作。双眼睑水肿，结膜充血，巩膜无黄染，口唇轻度发绀，舌质暗红，咽部无充血，扁桃体无肿大。气管居中，颈静脉怒张。胸廓呈桶状，肋间隙明显增宽，触诊语颤减弱，双肺叩诊过清音，听诊肺泡呼吸音减弱，呼气相延长，双肺可闻及湿性啰音及散在哮鸣音，未闻及胸膜摩擦音。心前区未见异常波动，触诊心尖搏动有力，无震颤；心脏浊音界扩大；心率78次/分，律齐，心音遥远，各瓣膜听诊区未闻及杂音。腹部膨隆，腹式呼吸，肝于右肋下约2 cm可触及，移动性浊音阴性。脊柱、四肢活动正常，双下肢凹陷性水肿（++）。生理反射存在，病理反射未引出。

　　辅助检查

　　实验室检查：血常规示 WBC 8.20×10^9/L；RBC 4.74×10^{12}/L；HGB 169.0 g/L。血UA：540.8 μmol/L。

X 线胸片检查：可见双肺纹理增粗、紊乱，呈网状、条索状或斑点状阴影。双肺野透亮度增加。左心室肥大。

腹部 B 超检查：提示胆囊炎性改变。

心电图检查：提示不完全右束支传导阻滞，肺型 P 波（提示右心房肥大）。

讨论：

1. 请解释患者出现上述症状、体征的机制及病理学基础。

2. 为何会出现咳嗽、咳痰、胸闷、气喘、厌食乏力及口唇发绀？

3. 为何胸廓呈桶状，肋间隙明显增宽，触诊语颤减弱，双肺叩诊过清音？为何听诊双肺可闻及湿性啰音及散在的哮鸣音？

4. 为何会出现颈静脉怒张、双下肢水肿及心脏浊音界扩大？

5. 请列出你的治疗方案。

第三幕

治疗经过：抗感染、利尿、降血压、解痉平喘等治疗后，症状缓解。

讨论：

1. 在治疗过程中，你认为最关键的治疗原则是什么？

2. 若患者得不到及时正确的治疗，你认为会发生哪些严重后果？

病例六

第一幕

患儿，男，1 岁 2 个月。

主诉：反复发热 1 个月余（病史由家长代述）。

现病史：患儿于 1 个多月前无明显诱因出现发热，体温 38.5 ℃；伴胸闷、气促、咳嗽、咳痰、流涕。无腹痛、腹泻，无恶心、呕吐，无抽搐。家长自行给予口服药物（具体不详），4 天后患儿出现腹泻，5~6 次/天，呈水样，黄绿色，无恶臭，随即前往某院就诊。予以补液、退热（具体诊疗措施不详）等处理后，体温波动于 37.0~38.0 ℃，腹泻亦无明显好转，后转至市医院就诊。住院期间查血常规：WBC 3.34×10^9/L；HGB 116 g/L；PLT 243.0×10^9/L；NEUT% 47.3%；CRP 7 mg/L；ESR 11 mm/h。肥达反应（−）。诊断为"上呼吸道感染、肠道感染、发热原因待查、中性粒细胞减少症、肝功能受损"，予以抗感染、调理胃肠道、补液、升白细胞等处理，症状渐趋好转。出院时体温正常，腹泻缓解，复查血常规：WBC 2.2×10^9/L；HGB 114 g/L；PLT 268×10^9/L；NEUT% 42.7%。血生化：ALT 60 U/L；AST 61 U/L。出院 3 天后，患儿症状又始反复，体温波动于 36.9~38.0 ℃，家长自行予患儿服用药物（具体不详）半月余，日间体温仍波动于 38.0 ℃，夜晚降至 37.0 ℃。求诊至某医院门诊，予以血常规检查：WBC 2.67×10^9/L；PLT 216.0×10^9/L，未予任何治疗，建议转院。为明确治疗，特转诊我院，门诊以"发热原因待查"收入我科。发病以来，患儿精神、饮食、睡眠尚可，二便正常，体重减轻约 2 kg。

既往史：平素体健，否认有"肝炎、结核"等传染病病史，否认药物及食物过敏史，否认手术、外伤史，按计划预防接种。

个人史：第 1 胎第 1 产，母孕 8 月余有晕厥史，因胎儿头围过大行剖宫产，出生时体重 4850 g，Apgar 评分（新生儿评分）不详，无窒息抢救史。生后母乳喂养。

家族史：父母均体健，非近亲婚配。否认家族中有遗传性疾病及传染性疾病史。

讨论：

1. 患儿为何会出现发热、咳嗽、咳痰和腹泻？

2. 为进一步明确诊断，你认为还需要对患儿进行哪些方面的检查，并解释相关检查的意义。

第二幕

体格检查

T：38.5 ℃；P：118 次/分；R：28 次/分；体重 11 kg。

神志清，自动体位。营养差，全身肌肉松弛，皮肤弹性差，全身皮肤黏膜无黄染、皮疹及出血点，浅表淋巴结无肿大。双侧眼睑无水肿，结膜无充血，巩膜无黄染，双侧瞳孔等大等圆，鼻翼扇动。口唇紫绀，咽红，双侧扁桃体无肿大，无脓性分泌物。颈软，颈静脉无怒张，肝颈静脉回流征阴性，气管居中，甲状腺不大。胸廓对称无畸形，语颤正常，叩诊呈清音，双肺呼吸音粗，可闻及干、湿性啰音。心前区无隆起，未触及震颤，心浊音界无扩大，心率 118 次/分，律齐，心音有力，各瓣膜听诊区未闻及杂音。腹平软，未见胃肠型及蠕动波，无压痛及反跳痛，肝脾肋下未触及，叩诊呈鼓音，移动性浊音阳性，肠鸣音正常。肛门及外生殖器未见异常。脊柱、四肢无畸形，四肢肌力下降，肌张力正常。腱反射存在，双侧下肢 Babinski 征阳性。

辅助检查

实验室检查：血常规示 WBC $3.7×10^9$/L；RBC $4.08×10^{12}$/L；HGB 113.0 g/L；PLT $196×10^9$/L；NEUT% 48.92%；PCV 33.85vol%。生化检查：LDH 260 U/L；α-HBDH 224 U/L；CK 128 U/L；AST 50 U/L；ALP 139 U/L；γ-GT 9 U/L。肺炎支原体血清学试验（-）；结核抗体（-）；CRP：0.33 mg/L；巨细胞病毒 DNA（+），EB 病毒 DNA（-）。

X 线胸片检查：胸廓对称，左肺野见模糊斑片影，边界不清，密度不均，双肺纹理增多，未见实质性病变影，气管偏向右侧、纵隔影未见增宽移位。心影形态大小无异常，双膈面光滑。双肋膈角锐利。肋骨骨质结构完整，未见明显异常征象，提示：左肺炎症。

头颅 CT 平扫检查：颅脑未见明显异常。

讨论：

1. 请结合案例材料做出病理诊断，并给出诊断依据。

2. 请分析患儿发病原因、机制及肺部病理变化。

第三幕

治疗经过：给予抗感染（益保世灵+穿琥宁）、营养心肌（劲博）、调节肠道菌群（口服双歧三联活菌片）等治疗。现患儿一般情况可，无发热、咳嗽等不适症状，口唇紫绀消失，呼吸平稳。1 个月后复查巨细胞病毒 DNA（-），经上级医师同意，予以办理出院。

讨论：

1. 患儿经过治疗后，病情缓解的原因和机制是什么？
2. 患儿若得不到及时正确的治疗，会发生哪些不良后果？

病例七

第一幕

患者，男，60 岁，工人。

主诉：间断喘息 40 余年，加重 1 年，伴双下肢水肿 5 天。

现病史：患者 40 年前无明显诱因出现气喘，活动时明显，休息后缓解，未系统诊治。近 1 年来气喘加重，偶有头痛、多汗，无潮热、盗汗、胸痛、咯血等不适，3 个月前至我院门诊多次给予抗感染、平喘等治疗，症状有所缓解，但时常反复。5 天前，患者逐渐出现双下肢凹陷性水肿，门诊给予抗感染、平喘等治疗后无明显改善，遂以"肺心病"收住入院。自发病以来，精神、饮食、睡眠一般，二便正常，体重无明显变化。

既往史：30 年前患有"结核病"，正规服用抗结核药。否认肝炎、高血压、糖尿病等病史，否认食物及药物过敏史，否认手术外伤史。

个人史：偶尔吸烟、饮酒。

讨论：

1. 患者呼吸功能是否正常？哪些实验室指标可作为依据？
2. 患者是否患有 COPD？如有，请给出你的依据。

第二幕

体格检查

T：36.8 ℃；P：128 次/分；R：20 次/分；BP：120/70 mmHg。

发育正常，营养中等，慢性病容，神志清楚，自主体位，体检合作。全身皮肤黏膜无黄染，未见皮疹、皮下出血点，无肝掌及蜘蛛痣，全身浅表淋巴结未触及肿大。鼻腔通畅。口唇紫绀，咽部充血明显，双侧扁桃体 I 度肿大，表面未见脓性渗出物，声音无嘶哑。桶状胸，两侧胸廓不对称，右侧胸廓塌陷，胸骨无压痛。双肺呼吸运动不对称，右侧语颤增强，叩诊呈清音，呼吸急促，深而快。右上肺呼吸音减低，可闻及明显干、湿性啰音，未闻及胸膜摩擦音。心率 128 次/分，心律不齐，未闻及病理性杂音。肝于肋下 2 cm、剑突下 3 cm 处触及，质软，无压痛。脾未触及。双下肢凹陷性水肿（++）。

辅助检查

实验室检查：血、尿、便常规基本正常。CRP：23.2 mg/L；结核抗体（+）；CEA、AFP 正常。血气分析：pH 7.23；$PaCO_2$ 72.5 mmHg；PaO_2 40 mmHg。

心电图检查：窦性心动过速，右心房肥大，频发室性早搏，部分导联 ST-T 改变。

胸部 CT 检查：右上肺改变，不排除瘢痕癌可能，伴右上肺不张；左上肺炎；慢性支气管炎。

胸部 CT 平扫+增强检查：考虑右上肺损毁伴不张，纵隔淋巴结肿大，建议随访。

心脏彩超：左室壁运动轻度不协调，二、三尖瓣轻度反流，肺动脉压力升高，左室舒张功能降低；右室游离壁增厚，肺气肿严重，肺动脉显示不清。

B 超检查：左肾结石，前列腺增生，膀胱未充盈，右肾未见明显异常，双输尿管未见扩张，肝多发囊肿，胆、脾、胰未见明显异常。

肺功能检查：限制性通气功能障碍。

讨论：

1. 患者为何会出现桶状胸、两侧胸廓不对称、右侧胸廓塌陷及双肺呼吸运动不对称？
2. 根据患者的症状、体征及辅助检查，应诊断为什么疾病？

第三幕

治疗经过： 入院后给予抗感染、平喘、利尿、营养心肌等治疗，1 周后，患者气喘症状好转，双下肢水肿减轻，经上级医师同意，予以办理出院。

讨论：

试分析该患者所患疾病的发生发展过程及相关病理变化。

病例八

第一幕

患者，男，59 岁。

主诉： 咳嗽伴痰中带血 2 个月。

现病史： 患者于 2 个月前因感冒后出现间断咳嗽、咳少许白痰，偶有痰中带血，无胸闷、胸痛，无头晕、头痛等不适，予抗生素治疗后症状无明显改善，为求明确诊治收住入院。

既往史： 吸烟 30 余年，20 支/天，偶饮酒。10 年前左肺上叶有肺结核史，经抗结核治疗后症状消失。有慢性支气管炎史 10 余年，每逢冬春季节发作。

家族史： 无特殊。

讨论：

1. 患者可能患有何种疾病？其诊断依据是什么？
2. 痰中带血的病理学基础是什么？

第二幕

体格检查

T：37.4 ℃；P：86 次/分；R：16 次/分；BP：108/79 mmHg。

神志清，精神可，发育正常，形体消瘦。全身皮肤黏膜无黄染及出血点，浅表淋巴结未触及肿大。气管居中，胸廓呈桶状，双肺未闻及干、湿性啰音，心率 86 次/分，律齐，未及病理性杂音。腹软无压痛及反跳痛。肝脾肋下未及。生理反射存在，病理反射未引出。

辅助检查

实验室检查：血常规示 WBC 16.0×10^9/L；NEUT% 85%；ESR 86 mm/h。CEA 10 μg/L。痰检查抗酸杆菌连续 3 天均阴性，痰培养无致病菌生长。PPD 试验（+），动脉血气分析：PaO_2 80 mmHg；SaO_2 93%。

X 线胸片检查：右肺门上方肿块 3 cm×4 cm 大小，分叶状，密度均匀，无空洞形成。

胸部 CT 检查：右肺门上方肿块 3 cm×4 cm 大小，肺门和纵隔淋巴结不肿大。颅脑 CT 和骨扫描未见转移灶。

痰脱落细胞检查：找肿瘤细胞 3 次，均阴性。

纤维支气管镜检查：隆突尖锐，左上叶前段支气管开口见一新生物。

活检病理报告：肿瘤细胞呈巢状排列，异型性明显，可见病理性核分裂。

讨论：

1. 患者应诊断为什么疾病，请给出诊断依据。
2. 该病需要与哪些疾病进行鉴别？

第三幕

治疗经过： 入院后拟诊肺癌，且无淋巴结及远隔脏器转移，首选手术治疗。经评估无手术禁忌后转入胸外科手术治疗，术后病理证实左肺中分化鳞癌。

讨论：

1. 根据你查阅的有关文献，哪些因素与该疾病相关？
2. 该病在我国发病率呈现明显上升趋势，作为医学生或临床医生，你觉得应该从哪些方面入手降低其发病率？

病例九

第一幕

患者，女，47 岁。

主诉：突发呼吸困难、口唇紫绀 1 小时。

现病史：患者 1 小时前因支气管哮喘发作，在当地卫生所静滴氧氟沙星、氨茶碱药物时，突然出现呼吸困难，胸闷心悸，口唇紫绀，大汗淋漓，喉间有哮鸣音，立即急诊送入住院。

既往史：支气管哮喘病史 5 年，其他无特殊。

家族史：无家族性遗传病史。

讨论：

1. 请阐述支气管哮喘的常见病因和治疗方案。

2. 该患者静滴"氧氟沙星、氨茶碱"药物，突然出现呼吸困难、紫绀等症状，其可能原因有哪些？

第二幕

体格检查

T：36.0 ℃；P：55 次/分；R：10 次/分；BP：75/35 mmHg。

神志不清，血压测不到，无自主呼吸，口唇紫绀，脉搏极弱，双瞳孔散大固定，直径约 8 mm，对光反射消失。双肺可闻及较多的干、湿性啰音，心律不齐，心音遥远，三尖瓣区闻及收缩期杂音。四肢肌力 0 级，腹壁反射、双膝腱反射、双侧 Babinski 征均未引出。

讨论：

1. 根据体检，患者发生了什么病变？

2. 本病可能的机制是什么？

第三幕

治疗经过：给予呼吸机辅助呼吸，扩张血管，维持血压（60～100）/（40～60）mmHg，调节水电解质及酸碱平衡。以上治疗维持 33 个小时左右，患者病情持续加重，血压、心率持续下降，于次日晚 9 时经抢救无效死亡。

尸检摘要

心脏：大小如拳。表面光滑，冠状动脉走行清楚，表面见少许脂肪附着。左心室、乳头肌及室间隔可见局限性出血。主动脉壁可见少许粥样硬化斑块。镜下：心肌水肿，心肌波浪状变性及嗜酸性变；心外膜下小灶性出血。二尖瓣闭锁缘黏液变性、结节状纤维化，瓣膜增厚。主动脉粥样硬化斑块形成。

肺脏：双肺灰褐色，右上肺尖及背侧胸膜脏壁层广泛粘连，左肺上叶背段支气管内见一不规则肿物，大小为 1.5 cm×1.2 cm×1.8 cm，病理诊断为小细胞癌。支气管壁增厚，右肺下叶边缘呈贫血状。镜下：双肺肺泡间隔增宽，毛细血管显著淤血，肺泡腔内多量浆液性水肿液，细小支气管周围大量急、慢性炎细胞浸润，并有多灶性小脓肿形成，细支气管腔内积液及黏液栓形成伴细菌菌团生长。局部胸膜纤维组织增生，胸膜脏、壁层粘连。

脑：脑沟轻度增宽、脑回轻度变窄。镜下：脑实质弥漫性组织疏松、水肿；小血管轻度扩张、淤血，周围淋巴细胞浸润；白质小灶性软化，其边缘少许小胶质细胞反应性增生；灶性脂褐素沉积；脑膜血管扩张淤血，并有少量慢性炎细胞浸润。垂体多发性灶性坏死。

肾脏及肾上腺：间质伴显著灶性出血，尤以肾上腺髓质为重。

肝脏：黄褐色，表面光滑，边缘稍钝，未见肿物，切面结构清楚，脉管走形无异常。镜下：肝细胞弥漫性脂肪变性，轻度水肿，小灶性肝细胞坏死，肝窦及中央静脉淤血，Kuffer 细胞增生，淤血严重处肝细胞萎缩，偶见嗜酸性小体。门管区慢性炎细胞浸润。

讨论：

1. 根据尸检，给出各脏器的病理诊断。

2. 该患者出现了什么病理过程？其发生机制是什么？

病例十

患者，男，25 岁。

主诉：反复咳嗽、咳痰 10 年，加重伴咯血 1 天。

现病史：患者咳嗽、咳痰 10 年，以黄脓痰为主，偶伴血丝痰或血痰，痰量逐年增多，有时痰中带有腥味。症状反复，病程中共咯血 13 次，最多量达 400 mL/d。1 天前因受凉致咳嗽、咳痰加重，咳黄脓痰，质黏稠，伴咯血，量为 150 mL，伴发热、盗汗、纳差、胸闷，为求进一步治疗收住入院。

既往史及家族史：年幼时患"百日咳"，否认其他病史。

体格检查

T：38.8 ℃；P：100 次/分；R：26 次/分；BP：130/85 mmHg。

双肺叩清音，左下肺可闻及湿性啰音。

辅助检查

血常规：WBC $12.5×10^9$/L；NEUT% 82%。

X 线胸片检查：左下肺纹理增粗、紊乱，间有"卷发"征，并伴斑片状阴影。

高分辨率 CT 检查：支气管壁增厚，周围不规则斑点状高密度炎性阴影，可见"双轨征"。

治疗经过：经予哌拉西林钠他唑巴坦钠抗感染、脑垂体后叶素止血等治疗，患者病情好转出院。

讨论：

1. 患者最可能的病理诊断是什么，并提供诊断依据。

2. 该病需与哪些疾病相鉴别？

3. 试述疾病的临床演变过程。

病例十一

患者，男，62 岁，工人。

主诉： 反复咳嗽、咳痰 20 余年，加重伴喘息 2 个月。

现病史： 患者 20 年来持续间断咳嗽、咳痰，冬天尤甚，咯血 3 次，150 mL 左右。8 个月前气短、咳嗽加重，咳黏液脓性痰，腹胀及下肢水肿。2 个月前，患者痰量增多伴喘息样呼吸，为求进一步诊治而入院。

既往史： 吸烟史 30 年，20 支/天。

体格检查

T：36.7 ℃；P：110 次/分；R：28 次/分；BP：100/90 mmHg。

身体极度消瘦，脉快而弱，呼吸急促，口唇及指甲发绀，颈静脉怒张，胸廓前后径增大呈圆桶状。双肺叩诊过清音；听诊呼吸音减弱，呼气相延长，心界向两侧扩大，肺动脉瓣区第二心音大于主动脉瓣区第二心音，腹部移动性浊音阳性。足背及双下肢呈凹陷性水肿（++）。

辅助检查

血常规：WBC $96×10^9$/L；NEUT% 80%；RBC $4.8×10^{12}$/L；HGB 143 g/L。

治疗经过： 对症支持治疗，疗效不佳，后因感冒诱发心力衰竭及呼吸衰竭而死亡。

尸检摘要： 老年男性，尸长 173 cm。下肢及背部凹陷性水肿，胸腔内有淡黄色清亮液体约 3000 mL。心脏外形增大，右心室扩大、壁厚 0.6 cm（正常 0.3 cm），右心房极度扩张。肺动脉内膜有散在灰白而略呈凸起的斑块，少部分肺动脉分支管壁增厚。镜下：心肌细胞有轻度细胞水肿、脂肪变。双肺体积增大，质软如海绵，切面见弥漫分布、大小不等的气肿囊腔。双肺下叶多见囊状扩张的支气管腔内有黏稠脓性渗出物潴留，腥臭味。镜下：双肺支气管壁明显增厚，管壁各层均见大量炎细胞浸润，以淋巴细胞为主。纤维结缔组织增生，部分支气管黏膜上皮细胞增生伴鳞状上皮化生。肝、肾淤血及轻度细胞水肿、脂肪变。

讨论：

1. 根据病史资料推测患者近 20 年可能患何种疾病？依据有哪些？
2. 请分析患者出现相应症状、体征的机制及其病理学基础。
3. 患者不同阳性体征之间是否存在关联？如有，请具体说明。

病例十二

患者，女，73 岁，工人。

主诉： 高热，伴头痛、乏力 4 天。

现病史： 患者 4 天前因受凉后出现发热，体温最高 39.4 ℃；伴头痛，面色潮红，时有胸闷气喘，咳嗽、咳白色脓痰，就诊于急诊科。予以抗感染、退热、降压等治疗，体温降至 38.0 ℃，夜间体温再次升至 39.6 ℃，伴乏力、头痛。门诊以"发热原因待查"收住入院。

既往史：高血压病史 20 余年。

体格检查

T：39.6 ℃；P：118 次/分；R：24 次/分；BP：148/96 mmHg。

肺部左侧触诊语颤减弱。双肺叩诊有散在灶性浊音区，双肺呼吸音减弱，可闻及散在干、湿性啰音，以肺底部明显。心率 118 次/分，律齐，未闻及异常心音。余正常。

辅助检查

实验室检查：血常规示 WBC $7.9×10^9$/L；NEUT% 76.24%；LYM% 16.14%。尿常规：尿蛋白（+++），尿隐血（+++）。肾功能：Cr 50 μmol/L。

胸片检查：双肺纹理增粗，双肺散在分布、边缘模糊的小灶性实变阴影，以双肺下叶为著。

胸部 CT 检查：双肺纹理增多，可见散在小片状密度增高影，以肺下叶明显，边界不清，其内可见充气的支气管影。

治疗经过：抗感染及止咳、化痰、平喘等对症处理。3 周后，患者病情明显好转，生命体征稳定，予以办理出院。

讨论：

1. 根据患者的症状、体征、辅助检查等资料，患者最可能的诊断是什么，并分析其病变发生发展过程。

2. 患者肺部基本病变特点有哪些？为何胸部 CT 显示双肺可见散在小片状密度增高影？

3. 患者所患肺脏疾病与其年龄是否有关？如是青壮年易患那种肺脏疾病？其临床过程与大叶性肺炎有何异同？

病例十三

患者，男，83 岁。

主诉：间断性咳嗽、咳痰伴气短 4 个多月。

现病史：患者 4 个月前无明显诱因出现间断性咳嗽、咳白色黏痰，不易咳出，右侧卧位时稍缓解，伴有喘息且活动后加重，休息后缓解。当地医院给予口服中药（未见处方）治疗 2 个多月，症状减轻。此后患者自行间断服用抗生素、中药（具体药物不详）2 个月，症状未完全缓解，遂以"左肺块状阴影性质待查"收住入院。

既往史：20 年吸烟史，20 支/天；20 年饮酒史，每日 200 mL。

体格检查

T：37 ℃；P：100 次/分；R：25 次/分；BP：120/92 mmHg。

口唇紫绀。双侧胸廓对称，呈桶状胸，左上肺呼吸音低，叩诊过清音，肋间隙增宽，肋骨高举呈水平位，左肺较明显；可闻及干、湿性啰音。双下肢凹陷性水肿（++）。

辅助检查

实验室检查：白细胞总数升高；血沉增快；肿瘤标志物：肺小细胞癌抗原 21-1 升

高。肺通气功能轻度减退、小气道通气功能中度减退、肺残气量/肺通气量比值增高。

B 超检查：心脏 B 超显示升主动脉硬化伴瓣膜钙化并反流（轻度）；三尖瓣反流（中度）；肺动脉高压（中度），右心室扩张；左室舒张功能减低；左心收缩功能正常。腹部 B 超显示肝脏多发囊性占位性病变（囊肿）；肝右叶低回声区（建议进一步检查）；双肾多发囊性占位性病变（囊肿）。

腹部 CT 检查：可见肝脏多发低密度病灶；双肾多发低密度病灶，考虑囊肿；胃底大弯侧胃壁局限性增厚。

骨扫描检查：见右侧肩胛骨、左侧第三前肋骨代谢活跃，骨转移瘤可疑；左侧膝关节及胫骨平台骨代谢异常。

支气管镜检查：显示左肺上叶舌支开口处可见菜花样肿物完全堵塞管腔，肿物表面被覆灰白色坏死样物，左肺上叶固有支气管腔通畅。左肺上叶舌支肿物处活检，易出血。

病理检查：可见组织表面被覆假复层纤毛柱状上皮，间质可见异型细胞呈巢状排列，浸润性生长。

治疗经过：入院后给予支持疗法与对症治疗，病情持续加重，于入院 5 天后抢救无效死亡。

讨论：

1. 根据患者的症状、体征，推测其肺部的病理变化。

2. 根据所学的病理知识，结合案例材料，做出病理诊断并给出诊断依据。

3. 试分析患者的患病原因和疾病的发展演变经过。

4. 该患者病变持续发展会有哪些后果？对其他器官会造成什么影响？

病例十四

患者，男，49 岁。

主诉：持续性头痛伴涕中带血 3 个月。

现病史：患者自诉于 3 个月前开始无明显诱因出现持续性头痛，疼痛位于左半侧头部，呈针刺样，涕中带血，呈暗红色团块状，双侧鼻腔通气尚可，嗅觉尚可，当地医院诊断为"慢性鼻窦炎"，给予"香菊片"口服后，上述症状无明显缓解。为求进一步诊治而收住入院。

既往史：吸烟 30 余年，20 支/天，偶饮酒。10 年前左肺上叶有肺结核史，经抗结核治疗后症状消失。反复咳嗽、咳痰 10 余年，有慢性支气管炎 10 余年，每逢冬春季节发作。

家族史：无特殊。

体格检查

T：36 ℃；P：78 次/分；R：18 次/分；BP：120/80 mmHg。

外鼻无畸形，鼻中隔向右偏曲，右侧面有一崤突，凸向中鼻道，挤压右侧中鼻甲及下鼻甲。双侧下鼻甲肥大。

辅助检查

间接鼻咽镜检查：鼻咽顶部、侧壁、咽隐窝有隆起肿块，表面不光滑。

鼻内镜检查：鼻咽部有一光滑新生物，完全阻塞鼻咽腔，色淡红，质脆，易出血，阻塞中鼻道引流。用30°鼻内镜观察左侧筛窦自然开口，可见窦腔内黏膜囊肿，见窦口周围黏膜肥厚肿胀，留取囊壁送病检。自左侧鼻腔取鼻咽部肿物3块送病检。

病理检查：鼻咽部肿物瘤细胞呈大多边形，边界不清，胞质红染、核大、圆形或卵圆形，空泡状，核仁明显，嗜酸性，瘤组织呈片块状排列，间质为丰富的淋巴组织。**蝶窦组织表面被覆假复层纤毛柱状上皮，间质疏松、水肿，大量急慢性炎细胞浸润。**

治疗经过：确诊后给予局部放疗，观察疗效，同时给予支持治疗，1个疗程后出院。

讨论：

1. 该病的发生与什么因素有关？
2. 该病好发于什么部位？其主要病理变化包括哪些改变？
3. 该病预后如何？

病例十五

患者，男，65岁，工程师。

主诉：寒战、高热4天，皮肤红斑3天，呼吸困难1天。

病史摘要：患者4天前出现高热、寒战、咳嗽，渐出现呼吸困难、胸闷、气促、烦躁。3天前全身皮肤出现红色斑点。昨夜病情突然恶化，呼吸困难，颜面发紫，脉细弱，在急送医院途中死亡。

尸检摘要

男尸，身长1.72 cm，躯干、四肢可见散在的淤点、淤斑。

心脏：重360 g，左室壁厚1.6 cm，左冠状动脉前降支可见散在淡黄色斑块隆起，管腔狭窄。心肌细胞萎缩，间质纤维组织增生。

主动脉：管壁增厚，内膜粗糙不平，有较多淡黄色隆起的斑块。镜下：斑块表面为增生的纤维组织并发生透明变性，下方为疏松淡染的坏死组织及脂质沉积，可见蓝色的钙盐沉积。

肺脏：肺体积增大，重量增加。左肺上下叶、右肺下叶及上叶中下部均发生实变，颜色灰白，切面干燥，呈颗粒状。右肺上叶上部及中叶肺组织疏松，呈海绵状。胸膜增厚并发生纤维性粘连。镜下：实变部位的肺组织肺泡壁结构完整，肺泡壁毛细血管未见扩张充血，局部可见纤维素血栓；大部分肺泡腔内充满中性粒细胞及纤维素，部分中性粒细胞发生变性坏死，部分肺泡腔内见大量红细胞，少数见水肿液；胸膜增厚，可见纤维素。右肺中叶镜下可见肺泡扩张，有的肺泡壁断裂，融合成大腔。

肝脏：体积增大，表面可见散在出血点。镜下：肝窦及中央静脉扩张并有淡粉色物质，肝细胞索狭窄，肝细胞质内有红染颗粒和圆形空泡。

肾脏：局部毛细血管内可见纤维素血栓，间质内可见大量红细胞，肾小管上皮细胞内有红染颗粒。

讨论：

    1. 请结合主诉、病史和尸检做出最可能的诊断，并给出相应诊断依据。

    2. 该患者死亡原因是什么？其依据是什么？

    3. 该患者所患疾病的发生机制是什么？

病例十六

    患者，女，4 岁。

    主诉：咳嗽、咳痰 6 天，加重伴气促 2 天。

    现病史：6 天前患儿出现发热、咳嗽，给予感冒清、九九感冒灵等药物治疗未见好转。近 2 天来患儿病情加重，咳黄脓痰伴明显气促，入院就诊。

    既往史：既往无特殊。

    体格检查

    T：39 ℃；P：140 次/分；R：30 次/分；BP：120/80 mmHg。

    急性病容，呼吸急促，面色苍白，鼻翼扇动，口唇青紫，精神萎靡，颈软。心音低钝，律齐。双肺背侧下部可闻及散在湿性啰音。肝颈静脉回流征阳性，肝肿大，双下肢凹陷性水肿（++）。

    辅助检查

    血常规检查：WBC 20×10^9/L；NEUT% 90%。

    胸部 X 线检查：左右肺下叶灶状模糊阴影。

    治疗经过：入院后诊断为小叶性肺炎并发急性心力衰竭。给予抗心衰、抗感染治疗，终因病情严重，10 天后治疗无效死亡。

    尸检摘要：患儿发育差，身长 110 cm。心脏重 260 g，左室壁厚 1 cm，心腔明显扩张，心肌细胞水肿、脂肪变性。左右肺下叶背侧实变，切面可见粟粒样散在灰黄色病灶，部分病灶融合成片。镜下：病变以细支气管为中心，可见细支气管管壁充血并有中性粒细胞浸润，管腔充满中性粒细胞及脱落的上皮细胞；肺泡腔内有大量中性粒细胞等炎性渗出物，肺泡间隔毛细血管扩张充血，部分被破坏；部分区域肺泡扩张，呈代偿性肺气肿。肝淤血，体积增大。双下肢凹陷性水肿（++）。

讨论：

    1. 该患者最可能患何种疾病，并提供相应诊断依据。

    2. 该患者死亡的直接原因是什么？

    3. 该患者心肌细胞出现水肿、脂肪变性的原因是什么？

病例十七

    患者，男，58 岁。

    主诉：间断性剧烈头痛、喷射性呕吐 2 个月。

    现病史：患者近 10 年来，常咳大量脓痰或痰中带血，偶尔大口咯血。近 5 年来，于活动后自觉心慌、气短，并逐渐加重。1 年前，X 线透视发现胸廓的扩张度和膈肌的活动度均降低；X 线胸片显示肺容积增大、横膈降低、肺野透明度增加、肋间隙增宽、肋骨近于水平走行，右下叶支气管灶性囊状扩张呈蜂窝状，右肺下叶灶性不张。

既往史：患者吸烟 30 余年，30 支/天。近 20 年来，每年冬春季节剧烈咳嗽，咳白色黏痰或黄色脓痰。

体格检查：呼吸急促、微弱，桶状胸，颈静脉怒张。双肺叩诊清音，双肺底可闻及湿性啰音。肝脏肿大。双下肢凹陷性水肿（++）。

辅助检查：颅脑 CT 检查发现右颞叶有一直径约 2.5 cm 的近圆形肿物。

治疗经过：行开颅探查术，术中切除小块肿物组织进行冰冻切片检查，诊断为"脑内转移性小细胞未分化癌，建议检查肺部"。术后床边拍摄 X 线胸片，发现右肺门有一不规则形肿物阴影，边界不清。患者于开颅术后一直处于昏睡状态，并出现高热，双肺布满细小湿性啰音，术后第 10 天病情恶化抢救无效死亡。

讨论：

1. 根据上述资料，推测患者肺部可能出现哪些病理过程？其相互关系如何？
2. 患者出现肺癌的可能原因是什么？
3. 分析患者出现进行性头痛、喷射性呕吐的可能机制。
4. 请推测该患者支气管的病变发展演变过程。

（彭忠昇、赵婷秀、周晓红、杜月光）

第八章　消化系统疾病 ▷▷▷▷

病例一

第一幕

患者，女，72 岁。

主诉：腹泻、黑便 4 天，伴呕血 1 天。

现病史：患者入院前 4 天无明显诱因出现腹泻，8~12 次/日，解黑褐色水样便，每次量 40~50 mL，无腹痛、呕吐、发热等伴随症状。1 天前突然呕吐鲜血约 300 mL，伴腹胀、躁动、谵语，无晕厥，为求进一步诊治收住入院。患者发病以来食欲差，小便正常，体重无明显改变，自觉时有欣快感。

既往史：否认高血压、糖尿病等病史。20 年前查体发现患乙型肝炎，未系统治疗。否认结核病史，否认药物、食物过敏史，否认外伤史。

家族史：无家族性遗传病史。

讨论：

1. 患者本次住院的初步诊断是什么？诊断依据是什么？
2. 若明确诊断，还需要对患者进行哪些方面的检查？各项检查的意义分别是什么？

第二幕

体格检查

T：36.6 ℃；P：95 次/分；R：20 次/分；BP：85/55 mmHg。

发育正常，营养较差，肝病面容。四肢不时躁动，神情不安，但反应迟钝。肤色晦暗，皮肤黄染，颈部、胸壁可见多个蜘蛛痣，肝掌，巩膜中度黄染。双肺呼吸音清，心率 95 次/分，律齐，未闻及明显病理性杂音。腹部膨隆，腹肌紧，肝脾触诊不满意，无压痛、反跳痛，移动性浊音阳性，肠鸣音正常。四肢关节活动正常，全身凹陷性水肿（++）。生理反射存在，扑翼样震颤阳性。

辅助检查

实验室检查：血常规示 WBC 5.2×10^9/L；HGB 70 g/L；PLT 200×10^9/L。肝功能：ALT 78 U/L；AST 133 U/L。TBIL 90.5 μmol/L；DBIL 50 μmol/L；ALB 28 g/L；GLB 36 g/L。SChE 3140 U/L。AFP（−）。乙肝两对半：HBsAg（+），HBeAg（+），HBcAb

（+），HBeAb（+），HBsAb（-）。

肝脏 B 超检查：肝脏轮廓欠规整，表面不光滑，肝脏轻度萎缩，回声粗糙不均，脾脏未见明显肿大，腹腔可探及无回声液性暗区 5 cm。

讨论：

1. 根据查阅的资料，推断患者入院时的疾病与 20 年前所患疾病是否有关？还有哪些原因可导致此疾病？

2. 试推测该患者肝脏形态可能发生哪些改变？本病的特征性形态学改变是什么？

3. 反映肝功能异常的指标有哪些？其发生改变的病理学基础是什么？

4. 本病例检测 AFP 的目的是什么？

5. 该病例哪些临床表现与门脉高压症有关？

6. 导致患者出现贫血的原因有哪些？

7. 本例患者为何会出现神经、精神症状？

第三幕

治疗经过：入院后给予补液、止血、输血、保肝、抽腹水等对症治疗，同时给予精氨酸、支链氨基酸等治疗后，患者精神好转，胃镜检查证实为食管下段静脉丛曲张出血。经治疗后，好转出院。

讨论：

1. 根据查阅的资料，试述患者所患疾病的发生机制。

2. 为何给予患者精氨酸、支链氨基酸治疗？

病例二

第一幕

患者，男，45 岁。

主诉：乏力、纳差 2 年，腹泻、黑便 4 天伴呕血 1 天。

现病史：患者 2 年前无明显诱因出现周身乏力、食欲不振，伴腹胀、消化不良，休息后症状可缓解，但反复发作并逐渐加重，随后出现牙龈出血及鼻衄，尿量减少，下肢凹陷性水肿，未系统治疗。4 天前出现腹泻，解黑褐色稀便，5～8 次/天；1 天前突然呕吐鲜血 2 次，量约 300 mL，遂入院明确诊治。

既往史：10 年前因患急性肝炎曾在传染病院住院治疗，3 个月后病愈出院。否认高血压、糖尿病病史。无吸烟和饮酒嗜好，否认外伤手术史，否认食物、药物过敏史。

家族史：无家族性遗传病史。

讨论：

1. 根据既往史，推测患者肝功能是否正常？其消化道出血最可能的原因是什么？

2. 上消化道出血的常见原因有哪些？

3. 若明确诊断，需要对患者进行哪些方面的检查？各项检查的意义分别是什么？

第二幕

体格检查

T：36.5 ℃；P：90 次/分；R：23 次/分；BP：100/65 mmHg。

神志清楚，发育正常，营养不良，慢性病容，卧床不起。皮肤巩膜轻度黄染，前臂见 5 个蜘蛛痣，肝掌，全身淋巴结无肿大。双肺呼吸音清，叩诊与听诊未见异常。心界不大，心率 90 次/分，律齐、无杂音。腹部隆起，脐突出，脐周围及胸腹浅静脉怒张，腹围 104 cm，无肌紧张，全腹无压痛及反跳痛，移动性浊音阳性。肝肋下未触及，脾上界位于左腋中线上第 8 肋间，脾下界位于肋下 3 cm，中等硬度，无压痛，边缘整齐。全身凹陷性水肿，双下肢尤甚。

辅助检查

实验室检查：血常规示 RBC $3.2×10^{12}$/L；WBC $1×10^9$/L；NEUT% 58%；LYM% 42%；HGB 85 g/L；PLT $66×10^9$/L。凝血酶原时间：15.5 秒。病毒学检查：HBsAg（+），HBsAb（+），HBeAg（+），HBeAb（−），HBcAb（+）。肝功能：ALT 102 U/L；AST 68 U/L。TBIL 75.5 μmol/L；ALB 13 g/L；GLB 30.5 g/L。腹水黄色透明，比重 1.009，细胞数 $95×10^9$/L，Rivalta 试验（−）。大便潜血（+）。

讨论：

1. 依据主诉、体格检查和辅助检查结果，患者的诊断是什么？其诊断依据是什么？根据查阅的资料，简述该种疾病还有哪些常见临床类型？

2. 患者是否有肝功能不全的表现？该病例中有哪些依据支持你的观点？

3. 血常规检查中哪些指标异常？为什么？

4. 试分析患者腹水形成的机制？腹水是漏出液还是渗出液？

第三幕

治疗经过：入院后经禁食、输液、止血等治疗，病情较稳定。住院 3 天后，患者突然大量呕血约 400 mL，烦躁不安，面色苍白，脉搏微弱，血压测不到，经抢救无效死亡。

尸检摘要

皮肤、巩膜轻度黄染，腹壁静脉曲张，脐突出，腹腔内有 1500 mL 黄色澄清液体。

肝脏体积明显缩小，约为正常的 2/3，重 1000 g，质地硬；表面及切面均呈黄褐色细小结节状，结节直径 0.2~0.5 cm，结节间为纤维结缔组织。镜下：肝组织呈大小不等的结节，小者为肝小叶破坏而形成的不规则肝细胞团，结节大者包括原有 2~3 个肝小叶。其间可见灶状肝细胞坏死和出现于小叶中央静脉与汇管区之间及两个小叶中央静脉之间的肝细胞坏死，周围有淋巴细胞浸润。此外，可见结节状增生的肝细胞团，呈不规则排列。结节周围有宽窄不等的纤维组织间隔，这些间隔大多较窄，少数较宽者有增生的小胆管，间质内有散在淋巴细胞浸润。

脾重 320 g，暗红色，切面脾小体不清。镜下脾窦扩大，窦内皮细胞增生，窦壁纤维组织增生。

食管下 1/3 扩张，食管下段静脉丛曲张。在距贲门 3 cm 处黏膜有一裂口，长约 0.2 cm，镜下见裂口下有一破裂的静脉，破口周围有多量中性粒细胞浸润。胃肠黏膜充血水肿。

讨论：

1. 患者尸检显示肝脏特征性病变是什么？该病变是如何发生、发展的？
2. 试分析患者死亡的直接原因是什么？患者食道出血的原因有哪些？
3. 患者应该在疾病的哪个阶段积极治疗，可避免该疾病的进一步发展？

病例三

第一幕

患者，女性，50 岁。

主诉：间歇性上腹部疼痛 15 年，进行性消瘦 1 年，加重 1 个月。

现病史：患者 15 年前无明显诱因出现上腹部疼痛，呈间歇性隐痛；伴食欲不振，厌食，腹胀。曾先后两次至医院行胃镜检查：第一次病理报告为慢性浅表性胃炎；第二次报告为慢性萎缩性胃炎伴肠上皮化生、上皮中度异型增生。免疫组化肠化分型：不完全结肠型肠化；尿素酶检测（+），予抑酸护胃等治疗后症状可缓解。近 1 年来，患者食欲明显减退，进食量减少，约 50 g/d，形体进行性消瘦，3 个月内体重下降约 15 kg。1 个月前，患者自觉上述症状加重，伴左侧肢体麻木，遂入院诊治。

既往史：高血压病史 20 年，不规律服用复方降压片等药物，平素血压维持在 150/95 mmHg 左右。否认肝炎、结核病史，否认外伤手术史，否认食物、药物过敏史。无烟酒嗜好。

家族史：家族中无糖尿病病史。父亲死于胃癌。

讨论：

1. 患者 15 年前和 1 年前所患疾病是否相同？为什么？患者所患疾病是如何发展演变的？
2. 患者前两次胃镜显示病变部位可能是哪种类型胃炎？其发生机制是什么？

第二幕

体格检查

T：36.2 ℃；P：108 次/分；R：24 次/分；BP：160/95 mmHg。

神志清楚，恶病质体貌，形体极度消瘦，端坐位。左侧额纹消失，鼻唇沟变浅，口角向右侧歪斜，气管略左偏，面色苍白，浅表淋巴结不大。双肺无异常。心界向左扩大，心率 108 次/分，律齐，未闻及病理性杂音。腹部膨隆，触之软，无压痛及反跳痛；肝、脾不大，未触及包块，移动性浊音阳性。肠鸣音存在。关节、四肢活动正常，下肢无水肿。生理反射存在，病理反射未引出。

辅助检查

实验室检查：血常规示 WBC 8.0×10^9/L；RBC 2.8×10^{12}/L；NEUT% 87%；LYM% 8%；M% 2%；E% 3%；HGB 74 g/L；PLT 135×10^9/L。尿常规（-），大便潜血（++）；腹水 Rivalta 试验（+），找到癌细胞。脑脊液检查：压力、常规、生化均正常。

心电图检查：窦性心律，左心室高压，电轴顺向偏转。

内窥镜检查：胃底、胃体、胃窦部多发溃疡，周围不规则隆起，胃腔扩张受限。胃窦小弯侧见 3 cm×1.8 cm 黏膜隆起，质硬，表面不规则，底部有坏死和出血，幽门圆形，十二指肠球部及球后未见异常。胃窦及胃体病理活检：印戒细胞癌。

B超检查：胃腔窄小，胃壁环形增厚，胃窦腔 1.4~1.7 cm，前壁 1.1 cm，后壁厚 1.2 cm，胃壁僵硬，无明显蠕动。左下腹可见 7.8 cm 无回声液性暗区。考虑革囊胃，大量腹水。双侧卵巢肿大。

讨论：

1. 尿素酶阳性（幽门螺旋杆菌感染）对于该患者诊疗有什么意义？
2. 患者前 2 次的胃镜检查所见病变与目前病变之间有何联系？
3. 试述肠上皮化生与胃癌之间的关系？

第三幕

治疗经过：入院后经输血、吸氧等对症及支持疗法，8 小时后突然出现左侧肢体无力，左 Babinski 征阳性，后病情逐渐加重，患者出现深度昏迷，呼吸不规则，心率减慢，瞳孔不等大，左眼直径 2 mm、右眼直径 5 mm，经抢救无效死亡。

尸检摘要

腹腔内血性腹水 2500 mL，横膈腹侧、大网膜、肠系膜和双侧卵巢表面见多个粟粒和蚕豆大小的灰白色结节。胃小弯见一 6 cm×5 cm 大小的溃疡，边缘不规则，呈火山口状，切面胃壁为灰白色肿瘤组织。镜下：胃壁各层见弥漫性异型细胞，异型细胞排列呈腺管状，横膈腹侧、大网膜、肠系膜表面灰白色结节见异型细胞浸润性生长。

开颅检查：左侧大脑半球基底节内囊处可见一核桃大小的血肿，出血量约 30 mL。脑实质切片可见细动脉硬化，小动脉壁呈纤维性增厚。

肺脏：未见异常。

心脏：重 430 g，左室壁厚度约 1.4 cm，镜下可见心肌细胞肥大，并有灶性心肌纤维化。

卵巢：肿块 6 cm×6 cm×3 cm 大小，略呈分叶状，部分包膜破损，肿块与周围组织有浸润、粘连，镜下显示印戒细胞癌。

讨论：

1. 卵巢肿瘤可能是怎样引起的？

2. 若患者慢性胃炎合并肠化时能积极治疗，病情应如何变化？

3. 患者死亡的原因是什么？

病例四

第一幕

患者，男，36 岁，警察。

主诉：间断性上腹部疼痛 3 年，加重 1 个月伴恶心呕吐 1 天。

现病史：患者于 3 年前无明显诱因出现上腹部疼痛，呈空虚隐痛，常于饥饿时明显，进食后可缓解；伴反酸、嗳气。自以为消化不良，未加以注意。此后病情反复，偶有黑便。近 1 个月来，患者上腹疼痛症状加重且频繁；1 天前，感疼痛剧烈，呈刀割或烧灼样，阵发性发作，伴恶心、呕吐，呕吐物为食物残渣及胃液，遂入院诊治。

既往史：既往体健，饮食不规律，否认高血压、糖尿病病史，否认传染病病史，否认药物、食物过敏史，无手术外伤史。吸烟史 20 年，平均 10 支/日；有饮酒嗜好 10年，每日约 100 mL。

家族史：父母体健，否认家族慢性胃病及肿瘤史。

讨论：

1. 初步判断患者所患何种疾病？该疾病与患者的生活习惯和职业是否有关？

2. 你认为还需对患者进行哪些方面的检查以明确诊断？各项检查的意义分别是什么？

第二幕

体格检查

T：38.6 ℃；P：90 次/分；R：20 次/分；BP：135/85 mmHg。

发育正常，营养中等，神志清楚，精神较差，查体合作。急性痛苦病容，皮肤巩膜无黄染，扁桃体不大，浅表淋巴结无肿大；双肺呼吸音清，心率 90 次/分，律齐，各瓣膜听诊区未闻及杂音。板状腹，肝浊音界缩小，全腹压痛明显，无反跳痛，右腹部胀满，未触及肿块，肝脾未触及，肠鸣音存在。四肢关节活动正常。生理反射存在，病理反射未引出。

辅助检查

实验室检查：血常规示 WBC $12.0×10^9$/L；RBC $2.8×10^{12}$/L；HGB 85 g/L；PLT $115×10^9$/L；NEUT% 80%；LYM% 20%；M% 8%；E% 2%。尿常规（−）。大便潜血试验（＋）。血、尿淀粉酶正常。肝、肾功能正常。

心电图检查：窦性心律。

B 超检查：肝、脾、胰、胆未见占位性病变。

X 线立位腹部透视：双膈下积气。

内窥镜检查：十二指肠球部呈多发性溃疡，前壁见较深溃疡面，约 2 cm×1.5 cm 大小，表面被覆白苔，周围黏膜柔软，呈星芒状排列。

讨论：

1. 依据案例描述，请做出病理诊断。

2. 哪些临床表现属于该病的并发症？

3. 患者双膈下积气的原因是什么？与哪项并发症有关？

第三幕

治疗经过： 入院后行外科手术，术中见十二直肠球部前壁有一直径约 0.3 cm 的溃疡穿孔，病理活检显示黏膜中大量炎细胞浸润。行毕罗Ⅱ式胃大部切除术，并行腹腔冲洗插引流管，术后 20 天痊愈出院。

讨论：

1. 该病活检镜下除炎细胞浸润外，还可见到哪些病理改变？

2. 除了穿孔，该病可能还会出现哪些后果？

3. 若该病变发生在胃部，多见于胃的什么部位？可能出现与本病哪些不同的临床表现及并发症？

病例五

第一幕

患者，男，50 岁，工人。

主诉： 反复上腹饱胀不适 4 年，加重 1 个月。

现病史： 患者 4 年来常感上腹饱胀，以饭后为甚，时感隐痛，情绪低落，进食过多时疼痛加剧。1 个月前突感上腹疼痛，逐渐加重，伴疲乏无力，遂到医院就诊。

既往史： 既往身体健康，否认肝炎等传染病病史，否认长期服药、饮酒、手术、外伤及药物过敏史。

讨论：

1. 患者可能患有何种疾病？其依据是什么？

2. 为明确诊断，你认为还需要对患者进行哪些方面的检查？各项检查的意义分别是什么？

第二幕

体格检查

T：36.5 ℃；P：98 次/分；R：20 次/分；BP：120/80 mmHg。

神志清楚，面色苍白，形体消瘦，巩膜无黄染，全身浅表淋巴结未及肿大。双肺呼吸音清，未闻及干、湿性啰音。心率 98 次/分，律齐，各瓣膜听诊区未闻及病理性杂音，叩诊心界不大。腹平软，未见腹壁静脉曲张；中上腹轻压痛，无反跳痛及肌紧张；

肝脾肋下未触及，Murphy 征阴性，麦氏点无压痛，肠鸣音 3~5 次/分。其余系统未见明显异常。

辅助检查

实验室检查：血常规：WBC 7.0×10^9/L；NEUT% 50%；LYM% 44%；HGB 120 g/L；PLT：200×10^9/L。大便潜血试验（−）。

胃镜：胃窦皱襞平坦、变薄，黏膜粗糙无光泽，黏膜下血管清晰可见。幽门螺杆菌（+）。

讨论：

1. 根据胃镜下所见，该患者患有何种疾病？若行胃镜下活检，镜下可见哪些病理变化？

2. 该疾病可分为几类？各自有何特点？如何鉴别？该患者最可能属于哪一类？

第三幕

治疗经过： 入院后给予抗幽门螺杆菌感染等对症及支持治疗，症状好转后出院。

讨论：

若该病未能及时治愈，可能会出现哪些后果？

病例六

患者，男，42 岁。

主诉： 上腹部间断性不适 7 年，黑便伴头晕 3 小时。

现病史： 患者于 7 年前无明显诱因开始出现间断性上腹部不适，食欲减退；偶伴周身乏力，休息后好转。3 小时前，患者大量饮酒后解黑便 1 次，便后感觉头晕、心悸、大汗，遂入院诊治。

既往史： 吸烟 20 年，平均 10 支/日，饮酒史 18 年，50 度白酒约 150 mL/d。

家族史： 无家族性遗传病史。

体格检查

T：36.9 ℃；P：90 次/分；R：22 次/分；BP：90/60 mmHg。

发育正常，营养中等，神志清，查体合作。肤色晦暗，皮肤轻度黄染，胸前及双臂多个蜘蛛痣，肝掌征阳性，巩膜轻度黄染。腹部略膨隆，静脉曲张，脾脏于左肋下 3 cm，边缘钝，质硬。腹部移动性浊音阳性，双下肢水肿（+）。

辅助检查

实验室检查：血常规示 WBC 2.0×10^9/L；HGB 73 g/L；PLT 60×10^9/L。肝功能：ALT 110 U/L；AST 100 U/L；TBIL 90.5 μmol/L；DBIL 50 μmol/L；ALB 28 g/L；GLB 36 g/L。SChE 3140 U/L。AFP（−）。病毒学：乙肝两对半示 HBsAg（+），HBeAg（+），HBcAb（+），抗 HCV（−），HBV DNA（+）。

腹部 B 超：肝脏轮廓欠规整，表面不平，肝脏轻度萎缩，回声粗糙不均；脾脏厚

5 cm,肋下可探及 3 cm,腹腔无回声液性暗区 4 cm。

胃镜：食道下段可见 3 条曲张静脉，表面青紫、渗血。

治疗经过：入院后给予对症处理，并于胃镜下结扎血管以止血治疗。术后患者卧床、禁食 1 周，完全胃肠外营养及抗生素治疗，补充白蛋白、利尿、口服乳果糖等治疗，3 周后患者病情好转出院。

讨论：

1. 患者可能患有何种疾病，请给出诊断依据。

2. 患者各临床表现的发生机制分别是什么？推测该患者肝脏光镜下有哪些形态学改变？

3. 为何要检测患者血清 AFP？其检测目的与排除何种疾病有关？

4. 患者出现脾肿大的原因是什么？

5. 患者存在哪些不良生活习惯？这些习惯是否会加重该疾病？还能导致哪些后果？

6. 补充白蛋白并给予利尿剂治疗的目的是什么？

病例七

患者，男，52 岁，公司职员。

主诉：乏力、腹胀 8 个月余，加重伴发热、腹痛 1 周。

现病史：患者 8 个月前无明显诱因开始出现乏力、腹胀。1 周前症状开始加重，伴腹痛、发热。患者自发病以来食欲差，体重减轻 2 kg，尿色较深、量少，为求进一步诊治而住院。

既往史：15 年前体检时发现 HBsAg 阳性，未予处理。

个人史：否认外地久居史、血吸虫疫水接触史，否认长期饮酒史及其他特殊嗜好。

体格检查

T：38.5 ℃；P：95 次/分；R：23 次/分；BP：130/80 mmHg

神志清楚，查体合作。慢性病容，巩膜轻度黄染，肝掌，颈部及前胸可见多个蜘蛛痣，压之褪色。腹部膨隆，有压痛及反跳痛，腹部浅静脉曲张，肝脏未触及，脾于肋下约 2 cm 可触及，移动性浊音阳性，肠鸣音 3 次/分。双下肢凹陷性水肿（++）。余（-）。

辅助检查

实验室检查：血常规示 WBC 6.0×10⁹/L；NEUT% 86%；LYM% 14%；HGB 80 g/L；PLT 49×10⁹/L。肝功能：ALT 65 U/L；ALT 90 U/L；A/G 0.9。乙肝两对半：HBsAg（+），HBeAg（+），HBcAb（+），HBsAb（-），HBeAb（-）。腹水检查：色黄、略浑浊，比重 1.015。WBC 600×10⁶/L；NEUT% 75%；淋巴细胞少许。腹水细菌培养：见大肠杆菌生长，抗酸染色（-）。大便潜血试验（+）。

食管吞钡 X 线检查：食管下段静脉呈蚯蚓状充盈缺损。

治疗经过：入院后给予对症处理。入院第 3 天进食后，突然出现上腹部剧痛，面色苍白，呕鲜血约 600 mL，脉搏 140 次/分，血压 60/50 mmHg，经积极治疗，呕血停止。

入院第 8 天出现烦躁，睡眠障碍，并伴幻听和语言不清；随后出现扑翼样震颤，意识模糊并昏迷，经抢救无效死亡。

尸检摘要：皮肤及巩膜轻度黄染，腹腔内黄色澄清液体约 1000 mL。肝脏重 890 g，质硬，表面及切面布满均匀一致绿豆大小结节。镜下肝小叶结构消失，广泛假小叶形成。假小叶内肝细胞排列紊乱，中央静脉缺如或偏位或有两个以上；假小叶内肝细胞出现不同程度脂肪变性或坏死；再生肝细胞体积大、核大、深染，并出现双核。假小叶间纤维组织增生。脾脏重 860 g，镜下脾窦高度扩张充血，内皮细胞增生，脾小结萎缩。食管下段黏膜静脉丛明显曲张、腹壁浅静脉曲张。

讨论：

1. 根据案例描述明确案例的病理诊断，并给出诊断依据。

2. 该类疾病如何分类？各自病因及病理特征是什么？本案例属于哪一类？有何依据？

3. 患者死因是什么，请提供依据。其发病诱因和发生机制有哪些？

4. 本病例中属于门脉高压症和肝功能不全的临床表现各有哪些，并解释发生上述临床表现的病理学基础。

5. 试分析本病的发生发展过程。

病例八

患者，男，22 岁，大学生。

主诉：上腹部不适伴皮肤黄染 1 周，加重 1 天。

现病史：患者 1 周前在外就餐后，出现上腹部不适、恶心，以闻到油腻食物为甚；伴水样腹泻 5 次，发热并感全身不适、乏力、食欲减退。以胃肠型感冒自行服感冒药，随后皮肤巩膜出现黄染，曾在社区门诊以"急性黄疸型肝炎"进行治疗。1 天前，黄染迅速加深，并全身皮肤散在皮下淤点、淤斑而住院诊治。

既往史：无特殊。

体格检查

T：39.5 ℃；P：130 次/分；R：30 次/分；BP：100/60 mmHg。

神志清，精神萎靡，急性病容，皮肤、黏膜及巩膜重度黄染，全身散在皮下淤点、淤斑。肝区有压痛及叩击痛，肝浊音界缩小，腹部移动性浊音阴性，双下肢无水肿。

辅助检查

实验室检查：ALT 500 U/L；AST 410 U/L；DBIL 252.1 μmol/L。血浆凝血酶时间延长。

治疗经过：入院后积极进行对症和支持治疗，但患者仍出现烦躁、神志恍惚及呕血、便血不止，并逐渐进入昏迷状态，于住院后第 3 天经抢救无效死亡。

尸检摘要：皮肤黏膜及巩膜重度黄染，皮下散在广泛的淤点、淤斑。肝脏体积明显缩小，被膜皱缩；肝脏重量减轻，质地较软，切面呈黄色。光镜下：肝小叶结构消失，肝细胞大片状崩解坏死，肝小叶网状支架塌陷。肝窦扩大充血及出血，Kupffer 细胞增生、肥大。汇管区及坏死区大量淋巴细胞及巨噬细胞浸润。肠腔可见红色及咖啡样物。

讨论：

1. 该患者患有何种疾病？其诊断依据是什么？
2. 请用病理学知识解释患者入院时及入院期间所出现的症状和体征。
3. 根据尸检摘要，解释肝大体病变的组织学基础。
4. 试分析患者所患疾病的发生发展过程。
5. 试分析该患者死亡的直接原因。

病例九

患者，男，53 岁，干部。

主诉：腹泻 3 个月，加重 1 周。

现病史：患者 3 个月前无明显诱因开始出现腹泻，解黄色水样便，每日 10~15 次，每次 20~50 mL，无脓血便和里急后重感。自服黄连素、氟哌酸，但治疗效果不佳。当地医院检查血、尿、大便常规及肝功能等均无异常。近来消瘦明显，体重下降约 5 kg，精神不佳，食欲差。

既往史：30 年前患肠伤寒治愈。16 年前患轻度慢性肝炎未愈。1 年前患急性腹膜炎治愈。饮酒史 30 年，每日白酒约 150 mL。

家族史：无家族性遗传病史。

体格检查

T：36.9 ℃；P：70 次/分；R：18 次/分；BP：120/70 mmHg。

营养不良，神志清，精神萎靡。巩膜黄染。肝于右肋下缘 2 cm 可触及。腹部移动性浊音阳性，肠鸣音亢进，余（-）。

辅助检查

血常规：HGB 111 g/L；RBC 3.63×10^{12}/L；WBC 0.91×10^{9}/L；NEUT% 69%；LYM% 31%。BT 12 分钟；CT 15 分钟。肝功能：TP 64 g/L；ALB 34 g/L；GLB 30 g/L；ALT 141 U/L；TBIL 正常。肝炎病毒学检测：HBsAg（+），HBeAb（+），抗 HBc-IgG（+），抗 HBc-IgM（+）。AFP 843 μg/L。尿常规：pH 6.0，尿蛋白（+）。大便常规：黄色，潜血试验（++++）。大便培养：大肠埃希菌 50%，甲粪球菌 20%，粪链球菌 30%。

治疗经过：入院后进行止泻和对症治疗，住院第 36 天发现呕血，并出现黄疸、腹水和嗜睡症状，经止血、输血、支链氨基酸及 LAK 细胞治疗后病情好转。B 超检查，疑右后叶肝癌；下消化道钡餐造影无异常；胃内镜见复合性溃疡；肝活检报告为肝细胞肝癌。血常规复检：HGB 68 g/L，RBC 2.39×10^{12}/L，WBC 0.51×10^{9}/L。尿常规：尿蛋白（+），尿胆原（+）。柏油样大便，大便潜血试验（++++）。肝功能检测结果基本同入院时，但 TBIL 显著增加达 151 μmol/L。入院第 82 天时腹泻加剧、发热、昏迷，抢救无效死亡。

尸检摘要：胸腹壁多处暗紫色淤斑，腹部膨隆。腹腔内草黄色清亮液体 2000 mL，胸腔内草黄色清亮液体 100 mL。食管下段静脉曲张，十二指肠球部与胃窦部见相延续的三个溃疡。肝脏：灰红色 28 cm×13 cm×6 cm，重 575 g，表面布满绿豆至黄豆大小结节；肝左叶与膈肌粘连，正常结构消失伴出血坏死，切面见均匀细小结节，最大者直径 0.4 cm；肝右叶明显增大，膈面处见 11.0 cm×8.0 cm 白色结节性肿物。脾脏肿大；光镜下：肝肿物内见异型肝细胞呈不规则梁索状，梁索厚度达 3~4 个细胞，局部排列成腺泡状或片块状，核大而深染，核仁明显，可见双核、巨型核和怪异状核。肿物周围肝细胞索之间见扩张或紧闭肝窦，并见毛细胆管内胆栓形成，胞质内见胆色素颗粒，局部见胆汁湖形成及出血、坏死区域。肝左叶见假小叶形成。胃窦及十二指肠球部溃疡处见炎性渗出、坏死组织及肉芽组织形成伴灶性出血。脾窦高度扩张、淤血。

讨论：

1. 根据尸检摘要结果，请做出患者的病理诊断，并给出相应诊断依据。
2. 患者所患疾病是如何发生发展的？
3. 患者出现腹泻的原因是什么？
4. 试述患者住院后出现呕血、黄疸、腹水和嗜睡症状的病理学基础。
5. 试分析患者的死亡原因。

病例十

患者，男性，48 岁。

主诉：食欲不振、黄疸 15 年，加重 3 个月伴神志恍惚 1 周。

现病史：患者于 15 年前无明显诱因开始出现过食欲不振、呕吐伴黄疸，被传染病医院诊为"乙型病毒性肝炎"，经住院治疗后病情缓解出院。出院后，经常乏力、食欲差、肝区不适等，肝功能化验"不正常"，B 超检查发现肝肿大（具体报告未见）。近 3 个月来出现食欲减退、黄疸加重，伴呕血 2 次，并有明显消瘦、下肢水肿。近 1 周来，开始出现精神恍惚，为求进一步诊治而收住入院。

既往史：无特殊。

体格检查

T：38.5；P：108 次/分；R：23 次/分；BP：110/80 mmHg。

神志模糊，发育正常，显著消瘦。皮肤、巩膜中度黄染。胸前、躯干可见蜘蛛痣、肝掌征阳性，腹部膨隆，重度腹水征，腹壁静脉曲张。肝于肋缘下 2 cm 可触及，较硬，表面不平；脾下界肋缘下两横指；双侧乳头下可触到直径约 3 cm 的硬结，双侧睾丸缩小。心、肺（-）。

辅助检查

实验室检查：ALT 180 U/L；ALB 35 g/L；GLB 43 g/L；TBIL 400 μmol/L。血清 HBsAg（+），HBeAg（+），HBcAb（+），余（-）。

B 超检查：肝脏肿大，肝内多发性大结节；脾肿大。

胃镜检查：食道下段静脉明显迂曲、扩张。

治疗经过：入院后，病情继续加重，逐渐进入昏迷；于入院第 20 天，患者突然出现肤色苍白，血压迅速降至 60/30 mmHg，经抢救无效死亡。家属拒绝尸检。

讨论：

1. 该患者患有何种疾病？具体依据有哪些？
2. 试述该病的发病机制和进程？
3. 患者精神恍惚的原因是什么？
4. 试分析患者的死亡原因。
5. 若家属同意尸检，肝脏可能会发现哪些病理变化？

（郭军鹏、石安华）

第九章   泌尿系统疾病 ▷▷▷▷

病例一

第一幕

患儿，女，10 岁。

主诉： 水肿 4 天，少尿 2 天（病史由家长代诉）。

现病史： 患儿于 4 天前无明显诱因出现晨起颜面部水肿，双眼睑明显，无发热、咳嗽，当日中午水肿自然消退。3 天前，晨起颜面水肿较前加重，当地医生给予"感冒冲剂"治疗，效果不明显。2 天前，水肿蔓延至双下肢；伴阵发性腹痛，全身乏力，尿量减少，非喷射性呕吐胃内容物 3 次，呕吐后腹痛稍缓解。给予抗生素（具体不详）口服后，腹痛稍缓解，仍有水肿。昨日晨起全身水肿，呕吐 2 次，性状同前；小便色红、浑浊、量少（约 20 mL/次，8：00～16：00 小便 3 次），无尿痛。于 20：00 就诊于市医院，查血常规：WBC：$10.1×10^9$/L；NEUT%：79.1%；LYM%：19%。尿常规：尿蛋白（+++），尿潜血（+++），尿白细胞（+），尿胆红素（++）。血生化：BUN 24.5 mmol/L；Cr 202 μmol/L；Cystatin C 2.5 mg/L；K^+ 5.4 mmol/L；CRP 5.5 mg/L。给予葡萄糖酸钙、多巴胺、丹参改善肾循环、青霉素抗感染、碳酸氢钠碱化尿液等治疗后，症状改善不明显。今日尿量进一步减少，呈浓茶色；伴阵发性腹痛，呕吐数次，为求明确诊治收住入院。

既往史： 既往体质一般。1 个月前有"腹痛"史。偏食，以素食为主。

家族史： 无家族性遗传病史。

讨论：

1. 试述引起水肿的常见病因。
2. 为何要检查血清胱抑素？该指标的变化有何临床意义？
3. 说明该患者进行生化检查阳性结果中各项指标的临床意义。
4. 试分析该患者腹痛、呕吐的可能原因。

第二幕

体格检查

T：36.3 ℃；P：76 次/分；R：18 次/分；BP：130/70 mmHg。

神志清楚，发育正常，颜面、双眼睑水肿，唇红，咽部充血，双侧扁桃体Ⅰ度肿大。双肺未闻及干、湿性啰音。心前区无隆起，心率76次/分，律齐，各瓣膜听诊区未闻及病理性杂音。腹平软，无压痛、反跳痛，肝、脾肋下未触及，移动性浊音阴性。肾未触及，右肾区轻微叩击痛。四肢非凹陷性水肿，关节无肿胀。

辅助检查

实验室检查：血常规示 WBC 6.49×10^9/L；NEUT% 70.84%；LYM% 19.64%；RBC 4.83×10^{12}/L；HGB 120.0 g/L；PLT 145×10^9/L。尿常规+尿沉渣：尿蛋白（+++），尿隐血（+++），尿白细胞（+）。镜检：WBC 8/HP；RBC 16/HP。大便常规（−）。血生化：Cr 314 μmol/L；BUN 24.3 mmol/L；UA 699 μmol/L；Cystatin C 3.20 mg/L。ALB 27 g/L；TC 5.22 mmol/L；TG 2.69 mmol/L；HDL-C 0.72 mmol/L；ALP 187 U/L；CK 236 U/L；LDH 310 U/L；CK-MB 17 U/L；α-HBDH 243 U/L；K$^+$ 5.8 mmol/L；磷 2.01 mmol/L。CRP 21.1 mg/L，补体 C$_3$ 0.087 g/L；补体 C$_4$ 0.112 g/L。抗链"O"（+）（乳胶凝集法），肺炎支原体血清学试验阳性。ESR 26.0 mm/h。Ccr 0.6 mL/min。

心电图检查：窦性心律，正常范围心电图。

胸部 X 线检查：未见明显异常征象。

超声心动图检查：左室轻度扩大，二尖瓣轻度反流，三尖瓣轻度反流，少量心包积液。

腹部 B 超检查：肝、胆、胰、脾未见明显异常，双肾增大伴实质回声增强，盆腔积液，膀胱充盈差，双侧输尿管未见扩张。

肾穿病理报告：肉眼观察：一条灰黄色组织，长 1.0 cm，直径 0.1 cm。

光镜观察："肾穿组织"含肾皮质、皮髓交界处组织。肾小球：总数 10 个，其中病变明显 10 个，病变轻微 0 个，发育不全 0 个；硬化：球性硬化 0 个，节段硬化 0 个；包曼囊内病变：足细胞肿胀、增生；毛细血管丛病变：弥漫球性节段毛细血管内增生（+）～（++），中性粒细胞浸润（+）；系膜病变：弥漫球性/节段性轻中度增生。肾小管：肾小管无萎缩，上皮细胞变性浊肿（+），肾小管炎；管型：蛋白及红细胞（+），管型侵入间质伴小灶肉芽肿；间质无纤维化，炎细胞浸润区域为 10%～25%；动脉硬化（0～4 分）：0 分。

电镜观察：肾小球：总数 1 个，病变明显 1 个，病变轻微 0 个。①肾小球硬化：球性 0 个，节段性 0 个；②系膜病变：不明显；③毛细血管腔病变：欠通畅，内皮细胞球性中度增生，较多中性粒细胞渗出；④基膜病变：易见驼峰形成；⑤足细胞：足突融合（+），无微绒毛变性；⑥包曼氏囊内病变：不明显。肾小管及间质：①肾小管：无萎缩，无上皮细胞变性，红细胞管型（+）；②间质：无纤维化，无淋巴、单核及泡沫细胞浸润。

讨论：

1. 患者的临床诊断是什么？诊断依据是什么？

2. 患者的肾脏病理诊断是什么？有何依据？

　3. 请解释患者的肾脏病理变化。

　4. 根据你查阅的资料，分析患者所患疾病的病理学类型，并判断其可能的预后。

第三幕

治疗经过：入院后给予卧床休息、降压、利尿、清除感染灶、纠正电解质紊乱等对症治疗。第 3 天 24 小时尿量为 88 mL。血常规：WBC $4.33×10^9/L$；NEUT% 77.21%；HGB 115.0 g/L；PLT $234×10^9/L$；RBC $4.57×10^{12}/L$。血生化：TP 50 g/L；ALB 24 g/L；CK-MB：10 U/L；TC 6.87 mmol/L；γ-GT 13 U/L；Cr 545 μmol/L；BUN 21.9 mmol/L；Cystatin C 3.78 mg/L；K^+ 5.7 mmol/L；CRP 12.1 mg/L。进一步加用激素治疗（醋酸泼尼松片 20mg 口服，3 次/日）。第 4 天血生化提示：Cr 790 μmol/L；BUN 31.2 mmol/L；血清胱抑素 C 3.79 mg/L；K^+ 6.5 mmol/L。第 5 天行血液透析治疗。入院第 10 天行肾脏穿刺活检术，术中及术后患儿无不适。入院第 14 天复查血常规：WBC $15.34×10^9/L$；RBC $3.29×10^{12}/L$；NEUT% 82.54%；LYM% 9.82%；PLT $154×10^9/L$。尿常规+沉渣检测：WBC 16.7/μL；RBC 302.9/μL；尿蛋白（+++）。血生化：CK-MB 3 U/L；Cr 94 μmol/L；BUN 11.1 mmol/L；Cystatin C 1.64 mg/L；CCr 1.469 mL/s；补体 C_3 0.425 g/L；补体 C_4 0.083 g/L。抗链"O"阳性；24 小时尿蛋白定量 7.44 g；24 小时尿量 3100 mL。入院第 24 天复查血常规：WBC $13.35×10^9/L$；RBC $3.21×10^{12}/L$；NEUT% 80.44%；LYM% 16.84%；HGB 80.0 g/L；PLT $210×10^9/L$。尿常规+沉渣检测：尿蛋白（+++），尿隐血（+++）；24 小时尿蛋白定量 6.783 g，24 小时尿量 1700 mL；补体 C_3 0.748 g/L；补体 C_4 0.081 g/L。血生化：CM-MB 4 U/L；ALB 24 g/L；ALT 45 U/L；TC 9.96 mmol/L；Cr 48 μmol/L；BUN 9.6 mmol/L；TP 42 g/L。入院第 30 天患儿颜面部及双下肢水肿明显减轻，家属要求出院，予以办理出院。

讨论：

　1. 患儿住院前后尿检查结果有何变化？为何会出现这些变化？这种变化的肾脏病理学基础是什么？

　2. 分析患者多次血生化检查各指标的变化规律，这些变化与病情有何关系？

　3. 患者各次血常规及尿液检查结果有何不同？这些变化分别反映了什么问题？

　4. 为何要检查血清胱抑素？患者该指标是如何变化的？有何临床意义？

　5. 试分析患者病情的发生发展变化过程。

病例二

第一幕

患者，男，39 岁。

主诉：发现肾功能不全 3 年，伴全身水肿 2 个月。

现病史：患者于 3 年前体检时发现肾功能异常，血浆 Cr（肌酐）180 μmol/L（正常参考值：53~106 μmol/L），尿蛋白（+++），B 超示双肾弥漫性增生性改变，无腰痛、头晕，未见肉眼血尿，24 小时尿量 400 mL 左右，在当地医院治疗后病情好转。9 个月前，尿液中泡沫增多，复查血肌酐 500 μmol/L，24 小时尿量 2000 mL 左右，且夜间尿量较白天多，就诊于省人民医院，给予改善微循环及肾功能等对症治疗 1 个月后，症状好转出院。4 个月前，复查肌酐 1200 μmol/L，再次入院，行双肾 ECT 提示双肾功能重度受损，肾小球滤过率 9 mL/（min·1.73m^2），诊断为"慢性肾炎、肾功能衰竭"，予药用炭（爱西特）降低肌酐水平，配合中药等对症治疗 2 个月后出院。2 个月前，无明显诱因开始出现双下肢水肿，逐渐蔓延全身，24 小时尿量 500 mL 左右；伴乏力、纳差、咳嗽、咳白色黏痰，有血丝，偶有恶心呕吐。无腹痛、腹泻、黑便，无低热及咯血。现为求进一步治疗收住入院。患者自起病以来精神、睡眠尚可，食欲差，大便通畅。

既往史：高血压病史 5 年，否认肝炎、结核、糖尿病等病史。

家族史：否认家族性遗传病史。

讨论：

1. 根据病例资料，初步诊断患者为何种疾病？诊断依据是什么？

2. 该患者有哪些阳性指标？各项指标的变化有何临床意义？

第二幕

体格检查

T：36.5 ℃；P：79 次/分；R：21 次/分；BP：140/90 mmHg。

神志清楚，发育正常，慢性病容，贫血貌，自动体位。颜面部水肿，以上眼睑明显，全身浅表淋巴结无肿大；心率 79 次/分，律齐，心音低，心脏各瓣膜听诊区未闻及病理性杂音，无心包摩擦音；双肺呼吸音粗，双肺底可闻及细小湿性啰音。腹平软，无压痛及反跳痛，移动性浊音（±），肝脾未触及，双下肢凹陷性水肿（+++），其他系统检查均未见异常。

辅助检查

实验室检查：血常规：WBC 3.7×10^9/L；NEUT% 90.6%；RBC 1.75×10^{12}/L；HGB 52.0 g/L。尿蛋白（+++）。血生化：BUN 38.5 mmol/L；Cr 1895 μmol/L。PTH 298.5 pg/mL；游离 T3 2.02 pmol/L。Ca$^+$ 1.86 mmol/L；K$^+$ 5.8 mmol/L；CO$_2$CP 28 mmol/L；PaO$_2$ 69 mmHg。

讨论：

1. 该病例中反复出现的一个检测指标是什么？该指标升高，提示发生了什么病理变化？

2. 该患者的血红蛋白指标是否异常？其发生机制是什么？

3. 该患者高血压与肾脏病变之间有何关系？

第三幕

治疗经过：入院后明确"尿毒症"诊断，予股静脉置管血液透析治疗，共 10 次。

并予输血、促红细胞生成素皮下注射纠正贫血；骨化三醇及钙尔奇 D 纠正钙磷代谢紊乱；同时予改善循环、利尿消肿、纠正高钾血症、保护胃黏膜、改善食欲等对症治疗。经 3 周治疗后患者病情稳定，前往他院行动静脉内瘘成形术，建立长期血液透析通路。

讨论：

  1. 试分析该患者发生水肿的机制？这种变化的肾脏病理学基础是什么？

  2. 患者是否存在慢性肾功能衰竭，并给出你的判断依据。

病例三

第一幕

患者，女，40 岁。

主诉：发现蛋白尿 8 年，全身水肿伴少尿 3 天。

现病史：患者于 8 年前无明显诱因出现全身水肿、泡沫尿，在当地医院住院治疗。入院检查：下肢重度水肿，血压 120/80 mmHg，尿蛋白（++++）；尿液镜检：红细胞 0~1/HP；TC：10 mmol/L；ALB：20 g/L；血清补体含量低于正常；肾脏活检：标本中 20 个肾小球，4 个发生硬化改变。给予强的松 1 mg/（kg·d）及抗凝等治疗后，患者病情好转出院。出院后间断复查：尿蛋白（±）；24 小时尿蛋白定量波动于 0.2~2.0 g；ALB：30 g/L；Cr：135 μmol/L。3 天前，患者再次出现全身水肿，双下肢明显，尿量减少，约 500 mL/24h，伴尿中泡沫增多；食欲减退，恶心呕吐，进食后加重，皮肤瘙痒，胸闷、憋喘间作，平卧及活动后加重，无尿频、尿急、尿痛及肉眼血尿，为求进一步诊治收住入院。患者近期精神、睡眠欠佳，大便三日未行。

既往史：高血压病史 4 年，最高达 200/120 mmHg，时有头晕、头痛，每日口服一次硝苯地平缓释片 20mg 及苯那普利 10mg，血压控制于（130~150）/（80~95）mmHg。否认糖尿病、冠心病病史。否认肝炎、结核等传染病病史。否认外伤、手术及输血史。

个人及家族史：无不良嗜好，无家族性遗传病史。

讨论：

  1. 结合病史，推测患者 8 年前最可能患有何种肾脏疾病？其诊断依据是什么？

  2. 患者为何会出现高血压？是否能称其为高血压病？其与肾脏疾病有何关联？

  3. 分析患者出现消化道系统症状的原因是什么？

  4. 你认为还需要对患者进行哪些方面的检查？各项检查的意义分别是什么？

第二幕

体格检查

T：36.5 ℃；P：90 次/分；R：21 次/分；BP：160/100 mmHg。

神志清楚，发育一般，营养不良，贫血貌（面色及睑结膜苍白）。全身皮肤黏膜无黄染及出血点，浅表淋巴结未及肿大。颜面、胸腹水肿，眼、耳、鼻未见异常。双肺叩诊清音，呼吸音粗，可闻及细湿性啰音及胸膜摩擦音。心律齐，心尖区可闻及心包摩擦音，叩诊心界扩大。腹软，无压痛及反跳痛，肝脾未及。双肾未触及，肾区无压痛及叩击痛。双下肢及脚踝部凹陷性水肿（+++）。四肢、关节无异常，生理反射存在，病理反射未引出。

辅助检查

实验室检查：血常规示 HGB 89 g/L；RBC $2.04×10^{12}$/L；WBC $17.5×10^9$/L；PLT $86×10^9$/L。尿常规：尿蛋白（+++），尿比重低并固定于 1.010。血生化：Cr 720 μmol/L；BUN 48.5 mmol/L。K^+ 6.3 mmol/L；Ca^{2+} 1.7 mmol/L；磷 2.0 mmol/L；PTH 295 pg/mL。

B 超检查：双侧肾脏明显缩小，表面不光滑，呈细颗粒状。

X 线检查：左心肥大，少量心包积液。

讨论：

1. 本次入院患者的临床表现有何变化？患者的肾脏功能如何？

2. 患者心包摩擦音和肺部表现，说明疾病发生了什么进展？这些表现与肾脏疾病有何关联？

3. 患者血常规改变说明了什么，试分析其发生的原因。

4. 患者钙磷代谢紊乱与其多年来所患疾病可能有何联系？

第三幕

治疗经过：患者住院 3 个月，虽给予控制血压、利尿、血透、纠正酸中毒及水电解质紊乱等治疗，但病情无好转。血 BUN 逐渐升高，并出现胸水和腹水（均为漏出液）；可闻及心包摩擦音，血压持续升高，尿量显著减少。今晨因情绪激动出现口吐白沫，继而昏迷，经抢救无效死亡。

尸检摘要：女尸，身长 165 cm，营养差，面部及双下肢水肿。腹部膨隆，各脏器位置正常，双侧胸腔有草黄色澄清积液，左侧 240 mL，右侧 210 mL，胸膜无粘连。心包腔内有草黄色澄清积液 150 mL，腹腔有草黄色澄清积液 450 mL。

心脏：重 370 g，心脏表面及心包膜壁层可见灰白色纤维素性渗出物，呈绒毛状。左心室壁厚 2.3 cm，右心室壁厚 1.0 cm。左房及左室轻度扩张，各瓣膜未见明显异常。镜检：心外膜明显增厚，其表面附近有片状及条索状均质红染的纤维素性渗出物，其间可见较多的单核细胞、淋巴细胞及中性粒细胞浸润。心肌细胞肥大，间质血管明显扩张、充血，间质结构疏松水肿。

肾脏：左肾 60 g，右肾 70 g，双肾表面见大小较一致的颗粒状改变，切面皮髓质分界不清，肾盂周围脂肪组织增多。镜检：大部分肾小球纤维化、玻璃样变，相应肾小管消失；部分残余肾小球呈代偿性肥大，相应肾小管高度扩张；间质纤维组织增生，并有大量淋巴细胞及少许中性粒细胞浸润，可见"肾小球集中"现象。

讨论：

    1. 分析 8 年来患者肾脏疾病是如何发展的？患者可能的直接死因有哪些？

    2. 根据尸检结果，分析死者肾脏病变属于何种病理类型？

病例四

第一幕

    患儿，女，7 岁。

    主诉：全身水肿 7 天，呼吸困难 4 天，加重伴无尿 1 天。

    现病史：患儿于 7 天前无明显诱因出现晨起双眼睑轻度水肿，后逐渐蔓延至颜面、四肢及全身，伴尿量进行性减少，但一般情况尚可，未予重视。4 天前，出现夜间阵发性呼吸困难，伴发热，体温最高 38.6 ℃，自诉两侧胸痛。1 天前，呼吸困难明显加重，伴无尿，遂急诊入院。

    既往史：患儿 2 个月前下肢出现多个脓疱疮，至今仍有少数未愈，余无特殊病史。

    家族史：无家族性遗传病史。

讨论：

    1. 分析患者可能患何种肾脏疾病？诊断依据是什么？该病最常见的诱发因素是什么？

    2. 患儿 2 月前下肢出现多个脓疱疮与现肾脏疾病有无关系？

第二幕

    体格检查

    T：38 ℃；P：124 次/分；R：42 次/分；BP：150/60 mmHg。

    营养、发育中等，急性病容，烦躁，呼吸困难，不能平卧。颜面水肿，口唇发绀，鼻翼扇动，两侧颈静脉轻度怒张。呼吸音减弱，双肺可闻及少许湿性啰音。心率 124 次/分，律齐，心音弱，听诊无杂音，叩诊心界稍扩大。腹部膨隆，无压痛及反跳痛，移动性浊音（±）。肝于右肋下 5 cm 可触及，边缘钝，中等硬度，有压痛。双下肢及腰背部凹陷性水肿（+++）。双下肢可见数个黄豆大小的脓疱疮，部分未结痂。

    辅助检查

    实验室检查：血常规示 HGB 96 g/L；RBC $3.6×10^{12}$/L；WBC $13.9×10^9$/L；NEUT% 74%；LYM% 23%。尿常规：尿蛋白（+++），白细胞（++），红细胞 1~3/HP，颗粒管型 0~1/LP。酚红试验：2 小时酚红排泄总量 45%。血非蛋白氮：37.2mg/dL。ESR：26 mm/h。

    X 线检查：心脏扩大、心搏减弱，肺呈淤血表现。

讨论：

    1. 患者出现水肿和高血压的原因是什么？

2. 分析患者肺部病变产生的原因？与肾脏疾病有无关系？

3. 患者心功能有哪些异常？分析其发生的原因是什么？

第三幕

治疗经过： 入院后虽经利尿、强心治疗，但病情未见好转，最终抢救无效死亡。

尸检摘要： 两侧肾脏呈对称性肿大，包膜紧张，表面光滑，色泽红，表面有点状出血，皮、髓质界限清楚。心脏扩大，肺呈淤血、水肿改变。

讨论：

1. 分析患者可能的死亡原因是什么？

2. 根据尸检结果，判断患者肾脏疾病的病理类型是什么？

3. 结合病史，阐述该患者肾脏疾病的发生发展过程。

病例五

第一幕

患者，女，18 岁，四川籍，学生。

主诉： 反复全身水肿 10 余年，加重伴尿量减少 1 周。

现病史： 患者于 10 余年前因受凉感冒 10 天后出现颜面部水肿，逐渐蔓延至双下肢及全身。在当地医院就诊，诊断为"肾病综合征"，反复住院治疗后水肿逐渐消退。但 10 年来，每次感冒后即出现面部及四肢水肿，且病情进行性加重。1 周前，患者再次因受凉感冒出现发热、咳嗽，随后出现颜面部及双下肢水肿伴尿量减少，遂住院治疗。

既往史： 10 年前，因"黄疸型病毒性肝炎"住院治疗，治愈出院。否认高血压、糖尿病、冠心病病史。无外伤、手术及输血史。

家族史： 无家族性遗传病史。

讨论：

1. 肾病综合征的典型症状包括哪些？

2. 患者曾患黄疸型病毒性肝炎，这与其肾脏疾病的发生有何关系？

第二幕

体格检查

T：38.8 ℃；P：120 次/分；R：20 次/分；BP：120/85 mmHg。

神志清楚，一般情况差，慢性病容，检查合作。呼吸困难呈点头样，全身皮肤、黏膜苍白、干燥，前胸皮肤见数个出血点，浅表淋巴结未及肿大。双肺呼吸音粗，可闻及细湿性啰音。心律齐，心尖区可闻及 3/6 级吹风样收缩期杂音及心包摩擦音，心界向左扩大。腹软，无压痛及反跳痛。肝于右锁骨中线肋下 2.5 cm 触及。颜面部、前胸、双下肢及脚踝处凹陷性水肿（++）。

辅助检查

实验室检查：血常规示 RBC $1.7×10^{12}$/L；HGB 50 g/L；WBC $24.6×10^9$/L。尿常规：尿蛋白（+++）；WBC 2~3/HP；RBC 0~2/HP；24 小时尿蛋白定量 2.05 g。血生化：A/G 1.0；CPK 420 U/L；LDH 358 U/L；AST 30 U/L；Cr 540 μmol/L；BUN 42.5 mmol/L；ESR 90 mm/h。抗链"O"（−）。

心电图检查：窦性心动过速，左室高电压。

胸部 X 线检查：心脏增大。

放射性同位素肾图：双侧肾功能严重受损。

讨论：

1. 患者心脏增大是否与肾脏疾病有关？分析心尖区 3/6 级吹风样收缩期杂音的发生是什么原因？

2. 结合肾功能检查结果，分析患者肾脏疾病的发展过程。

3. CPK、LDH 升高具有哪些临床意义？

第三幕

治疗经过： 入院后低盐饮食，给予抗感染、利尿、纠正水电解质及酸碱平衡紊乱等治疗，病情无好转。血 BUN（尿素氮）持续在 40 mmol/L 以上，CO_2CP 在 15 mmol/L 左右，低血钾。入院第 15 天，出现鼻衄、头晕、眼花、四肢麻木发凉，伴肢体抽搐约 2 分钟，予激素、强心药物治疗无效，终因病情恶化而死亡。

尸检摘要： 尸检于死后 30 小时进行。一般检查：女尸一具，身长 161 cm。发育正常，营养中等。尸冷、尸僵存在，尸斑不明显。双眼角膜轻微浑浊。腹部膨隆。右侧腹股沟处皮下片状淤血，双下肢踝部凹陷性水肿较明显。

体腔检查： 各脏器位置正常，腹腔未见积液，胃内大量积气。双侧胸腔有草黄色澄清积液，左侧 240 mL，右侧 210 mL，胸膜无粘连。心包腔内有草黄色积液 150 mL。

内脏检查： 心脏重 370 g，心脏表面及心包膜壁层可见灰白色纤维素性渗出物，呈绒毛状。左心室壁厚 2.3 cm，右心室壁 1.0 cm。左房及左室轻度扩张，左右心室内含有血凝块。各瓣膜未见明显异常。镜检：心外膜明显增厚，其表面附近有片状或条索状均质红染的纤维素性渗出物，其间可见较多的单核细胞、淋巴细胞及中性粒细胞浸润。心肌细胞粗细不等，多数肌纤维明显增粗肥大，结构尚清晰。心肌间质血管明显扩张、充血，间质结构疏松水肿，并有少数散在的单核细胞、中性粒细胞浸润。

肺脏： 左肺重 330 g，右肺重 490 g。胸膜光滑。表面及切面呈暗红色。镜检：肺泡壁血管显著扩张、充血，可见片状出血灶，大部分肺泡腔内充满红色细颗粒状和红染丝网状物质，有的形成团块，并见散在的单核细胞、中性粒细胞及淋巴细胞浸润。上述改变以双肺下叶明显。

肾脏： 左右肾各重 105 g，肾体积稍缩小。强行剥离肾包膜后见肾表面呈弥漫性细颗粒状，肾表面颜色变浅，未见出血点。切面见两肾皮髓质界限不清。镜检：肾皮质内大部分肾小球萎缩，纤维化及玻璃样变。少数肾小球体积增大，球囊腔扩张，部分球囊腔壁层上皮细胞增生形成新月体。肾小管大部分萎缩、消失，部分扩大，残留的肾小管内见有蛋白管型。间质纤维组织增生及单核细胞、淋巴细胞浸润。肾小动脉壁内膜增厚，内弹力膜分离，入球小动脉显著透明变性。

肾上腺：左右肾上腺各重 7.5 g，镜下见皮质三条带分界不清。在包膜下可见大小不等的皮质增生结节，其外被菲薄的纤维组织包绕，髓质不明显。

其余各脏器未见明显病变。

讨论：

1. 患者出现鼻衄及右侧腹股沟处皮下淤血的发生原因是什么？
2. 分析患者死亡的最直接原因是什么？
3. 结合尸检结果，阐述肾脏疾病导致各脏器损伤的发生、发展过程。
4. 患者死亡前的住院治疗是否存在不当之处？为什么？

病例六

患者，男，51 岁。

主诉：腰酸、乏力 3 个月余，加重 1 天。

现病史：患者 3 个月前无明显原因出现腰酸、乏力、嗜睡，伴晨起眼睑轻度水肿，午后减轻，尿液中有泡沫，偶有肉眼血尿，至医院就诊。测血压 206/104 mmHg，查尿蛋白（+++）、尿潜血（+++），血肌酐 809 μmol/L。给予利尿及护肾治疗，症状未见改善。1 天前患者无明显诱因出现腰酸、乏力加重，精神倦怠，门诊查血肌酐 719 μmol/L，遂收住入院。

既往史：6 个月前体检发现血压 206/104 mmHg，予口服降压药，现血压控制尚可；清晨空腹血糖 9.0~10.0 mmol/L，口服降糖药，控制欠佳。16 岁时有过"肝炎"病史。

个人史：吸烟史 30 余年，每天 1~2 包，余无特殊。

体格检查

T：36.7 ℃；P：92 次/分；R：20 次/分；BP：150/90 mmHg。

神志清，颜面、眼睑无水肿，口唇无发绀，双肺呼吸音清，未闻及干、湿性啰音。心律齐，各瓣膜听诊区未闻及杂音。腹部平软，无压痛、反跳痛；肝、脾肋下未触及，移动性浊音阴性。双肾区叩击痛阳性，双下肢无水肿。

辅助检查

实验室检查：血常规示 WBC 9×10^9/L；NEUT% 78.91%；LYM% 15.52%；RBC 2.01×10^{12}/L；HGB 59.0 g/L；PCV 17.8%。24 小时尿蛋白定量：4.362 g。血生化：BUN 18.5 mmol/L；Cr 809 μmol/L；GLU 12.5 mmol/L。TP 54 g/L；ALB 23 g/L；LPa 1408 mg/L；apoA 10.67 g/L；HDL-C 0.72 mmol/L；LDL-C 3.3 mmol/L。K^+ 3.5 mmol/L；Ca^{2+} 1.77 mmol/L。ChE 3887 U/L；餐后 2 小时血糖 9.3 mmol/L；GHB 7.6%。TIBC 150.0 μg/dL；SF 930 ng/mL；Fe^{2+} 20.0 μg/dL；Tf 1.06 g/L。iPTH 133.0 pg/mL。抗核抗体弱阳性；抗双股 DNA 抗体弱阳性。CRP：42.5 mg/L；Fg：5.52 g/L。乙肝相关检

查：HBsAg（+），HBsAb（−），HBeAg（−），HBeAb（+），HBcAb（+），乙肝表面前S1 抗原（+）。

胸部 X 线检查：两侧少量胸腔积液伴下胸膜增厚；心肺未见明显异常。

彩超检查：左心房扩大，室间隔稍厚，左室舒张功能减弱，二、三尖瓣及主动脉瓣轻度反流。

肾穿病理检验报告：肉眼观察见两条灰黄色组织，长分别为 0.6 cm、0.2 cm，直径 0.05 cm。光镜观察：肾小球总数 9 个，病变明显。硬化：球性硬化 5 个，节段硬化 3 个。包曼囊内病变：新月体 7 个，足细胞肿胀、增生、泡沫变。基膜病变：节段不典型双轨化、增厚，弥漫粘连。毛细血管丛病变：弥漫球性/节段粘连、闭塞（+++）。系膜（细胞/基质）病变：局灶球性中、重度增生。肾小管病变：萎缩（+++）。管型：蛋白、上皮细胞、红细胞管型（+）。肾间质病变：纤维化（+++），炎细胞浸润区域（+）。动脉硬化（0~4 分）：3 分，其中小动脉硬化（0~3 分）2 分；叶间动脉/弓形动脉硬化（0 或 1 分）：1 分。

治疗经过：院后密切监测血压、血糖，并给予控制血压、降血糖、保肝、护肾、改善心功能、促红细胞生成、抗病毒等对症支持治疗。追加实验室检查：MPO-ANCA 阳性，pANCA 阳性。加用糖皮质激素治疗，同时护胃、补钙。现患者一般情况尚可，无特殊不适，患者要求出院，并予以办理。

讨论：

1. 患者肾脏病理诊断是什么？有何依据？是否出现肾功能衰竭？若已出现，属于何种类型？处于哪一期？

2. 患者尿是如何改变的？为何会出现这些变化？根据你查阅的相关资料，解释患者在发病过程中尿量有可能发生哪些变化，为什么？

3. 根据你查阅的资料，试分析该类型肾脏疾病可能的病因与发病机制。

4. 试分析患者病情发生发展过程，并判断其预后。

病例七

患者，男，26 岁。

主诉： 反复颜面及双下肢水肿 5 个月余，加重 6 天。

现病史： 患者 5 个月前无明显诱因出现颜面及双下肢水肿，晨起明显，伴尿频、尿急、尿痛，当地医院考虑为肾炎，未系统治疗。4 个月前，因"颜面、双下肢水肿 1 个月余"在市医院住院，查体及辅助检查见面部蝶形红斑，尿蛋白（+++），尿隐血（+++）。Cr：239 μmol/L；TP：45 g/L；ALB：22 g/L；TG：2.82 mmol/L；TC：11.8 mmol/L。24 小时尿蛋白定量：8.66 g。给予甲强龙 80mg 静滴、羟氯喹进行免疫调节、法安明抗凝，血浆置换 3 次，美罗华 500mg 免疫抑制及对症支持等治疗后，水肿明显减退，面部蝶形红斑消退。6 天前，再次出现面部蝶形红斑及双下肢水肿，伴头痛、眩晕、四肢关节酸痛，为进一步诊治收住入院。

既往史： 自发现肾脏病以来，出现血压升高，最高达 180/130 mmHg，平素服用拜新同、利尿剂降压，血压控制一般，余无特殊。

体格检查

T：36.5 ℃；P：72 次/分；R：18 次/分；BP：149/100 mmHg。

一般情况可，头颅五官无畸形，颜面部水肿，以上眼睑为著，鼻两侧可见蝶形红斑。扁桃体Ⅰ度肿大；心肺听诊未见明显异常；腹部无压痛、反跳痛及肌紧张，移动性浊音阳性，双肾区及肝区无叩击痛，肝、脾肋下未触及，双下肢凹陷性水肿（+）。

辅助检查

实验室检查：血常规示 RBC 2.85×10^{12}/L；HGB 73 g/L。尿常规+沉渣：尿蛋白（++），尿隐血（+++），尿 RBC 40~44/HP（正常参考值：尿 RBC<3/HP）；尿红细胞畸形率67%。血生化：BUN 23.5 mmol/L；Cr 233 μmol/L；UA 552 μmol/L；Cystatin C 4.85 mg/L。TC 7.18 mmol/L；ALB 20 g/L；SF 644.3 ng/mL。K$^+$ 5.5 mmol/L；Na$^+$ 156 mmol/L；Ca^{2+} 1.96 mmol/L；磷 2.46 mmol/L；Fe^{2+} 87.9 μg/dL。TT 22.8 秒；APTT 21.1 秒。免疫学：抗 SSA 阳性；抗核抗体弱阳性，抗组蛋白抗体阳性；补体 C3 0.662 g/L；iPTH 4.85 pg/mL；前列腺液卵磷脂小体：30%；乙肝表面抗体弱阳性。

B 超检查：右肾偏低回声区，考虑血肿可能；腹腔积液。

肾穿病理检验：肉眼观察有一条灰黄色组织，长 2.0 cm，直径 0.1 cm。光镜观察："肾穿组织"含肾皮质、皮髓交界处、髓质组织。肾小球总数 21 个，其中病变明显 21 个，病变轻微 0 个，发育不全 0 个。硬化：球性硬化 2 个，节段硬化 13 个（非特殊型 5 个）。包曼囊内病变：纤维细胞性新月体 13 个，纤维性新月体 2 个。基膜病变：弥漫球性双轨化、增厚。毛细血管丛病变：弥漫球性毛细血管内增生，中性粒细胞浸润（+），透明血栓、坏死、粘连、闭塞（+）。系膜（细胞/基质）病变：弥漫球性中、重度增生。肾小管病变：萎缩（++）；上皮细胞变性：浊肿（+）。管型：蛋白、红细胞（+）。间质病变：水肿（+），纤维化（++）；炎细胞浸润区域：10%~25%。

治疗经过：入院后予甲强龙40mg 免疫抑制及补钙、保胃、保肾、保肝、控制血压、利尿、碱化尿液、抗凝等治疗；注射用甲泼尼龙琥珀酸钠500mg 冲击治疗 3 天；病情好转，但仍有四肢乏力、恶心呕吐感，头痛、眩晕。B 超示右肾仍有血肿，尿蛋白（+++），尿隐血（+++）。患者及家属要求出院，劝说无效，签字后予以自动出院。

讨论：

1. 患者肾脏的病理诊断是什么？有何依据？患者肾功能处于什么状态？有何依据？
2. 患者肾脏病理切片中新月体是如何产生的？对机体会产生什么影响？
3. 患者入院时的高血压是如何发生的？高血压对肾脏病变有何影响？
4. 分析患者发生的贫血类型和发生机制。
5. 患者为何会出现肾脏血肿？肾脏血肿与血尿是否存在什么联系？

病例八

患者，男，58 岁。

主诉：反复蛋白尿10 余年，少尿、水肿 10 天。

现病史：患者 10 余年前因无明显诱因出现双下肢水肿，泡沫尿，血压最高达 210/96 mmHg，就诊于某医院。查尿常规示尿蛋白（+++），血生化白蛋白 14 g/L，诊为"肾病综合征"，予激素、利尿剂等药物治疗，双下肢水肿消退，尿蛋白未见转阴。出院后，患者泡沫尿持续存在，多次复查尿蛋白波动于（++）~（+++），未系统治疗。入院前 10 天，患者出现尿量明显减少，泡沫尿，排尿不畅，颜面及双下肢出现水肿，测血压 150/70 mmHg，遂来我院就诊，门诊拟"慢性肾功能不全"收住入院。

既往史："肾性高血压"病史 7~8 年，"冠心病"病史 4 年，平素不规则服药治疗。8 年前因"腰椎间盘突出"行手术治疗。余无特殊。

家族史：父亲有高血压病及肾病史。

体格检查

T：36.4 ℃；P：72 次/分；R：21 次/分；BP：163/62 mmHg

胸廓无畸形，听诊双肺未闻及干、湿性啰音。左心界位于第五肋间左锁骨中线处，心率 72 次/分，律不齐。腰椎处有一 6 cm 纵行陈旧性手术切口，双下肢凹陷性水肿（+）。

辅助检查

实验室检查：血常规示 WBC $3.41×10^{12}$/L；HGB 104.0 g/L。尿常规+沉渣检测：尿蛋白（+++），尿隐血（±）。Fe^{2+} 45.2 μg/dL；iPTH 95.5 pg/mL。肾功能：BUN 18.3 mmol/L；Cr 327 μmol/L；GLU 6.2 mmol/L。

B 超检查：左肾大小 9.18 cm×4.28 cm×4.11 cm，右肾大小 8.8 cm×4.45 cm×4.0 cm，双肾皮质回声增强，余未见明显异常。

治疗经过：入院后给予降肌酐、控制血压、营养心肌、改善微循环、保胃、补铁等处理，因患者符合干细胞移植术适应证，经患者同意，于干细胞中心行 4 次干细胞移植术，术程顺利，术后无不良反应。经治疗，患者目前病情好转，复查 24 小时尿蛋白定量：3.451 g；HGB：99.0 g/L；血生化：Cr 268 μmol/L。患者要求出院，请示上级医师后，予以办理出院手续。

讨论：

1. 根据该患者入院时的症状，可以初步诊断为什么疾病？其依据是什么？

2. 患者血肌酐含量升高，提示了什么？

3. 该患者血红蛋白指标的改变说明了什么？其发生机制是什么？

4. 通过临床表现，你能否推测其肾脏形态学发生了哪些改变？试说明与 10 年前入院时肾脏形态学改变有何区别？

病例九

患者，女，34 岁。

主诉：反复恶心、头晕，加重伴食欲差 5 个月。

现病史：患者 5 个月前无明显诱因出现恶心、头晕，病情不断加重，伴食欲减退、乏力。为求进一步诊治而入院。

既往史：患者于 8 年前因颜面水肿、蛋白尿入院。当时下肢重度水肿，血压 120/80 mmHg。尿常规检查：蛋白（＋＋＋＋），红细胞 0～1/HP。TG：10 mmol/L；ALB：20 g/L。经治疗后，患者症状缓解，出院。

体格检查

T：36.8 ℃；P：89 次/分；R：22 次/分；BP：210/120 mmHg。

营养差，贫血貌（面色和睑结膜苍白）。颜面及下肢严重水肿。心率 89 次/分，律齐，心音无力。双肺叩清音，呼吸音粗，双肺底可闻及细湿性啰音。腹软，略膨隆，肝脾触诊不满意，移动性浊音阳性。

辅助检查

实验室检查：血常规示 HGB 70 g/L；RBC 3.2×10^{12}/L；WBC 6.8×10^9/L。尿常规示比重低并固定于 1.010。血生化：BUN 20 mmol/L。

B 超检查：双肾明显缩小，表面不光滑，呈细颗粒状。

治疗经过：患者住院 3 个月，给予纠正酸中毒及水电解质平衡紊乱、控制血压、利尿、血透等治疗，血 BUN 逐渐升高，并出现全身水肿、胸水和腹水（均为漏出液），血压持续升高，尿量显著减少，终因病情严重，抢救无效死亡。

尸检摘要：身长 168 cm，面部及双下肢水肿，营养中等。左肾 80 g，右肾 90 g，双肾表面见大小不一的颗粒状改变，切面皮髓质分界不清，肾盂周围脂肪组织增多。镜下大部分肾小球纤维化、透明变性，相应肾小管消失；部分残余肾小球呈代偿性肥大，相应肾小管高度扩张；间质纤维组织增生，并有多量淋巴细胞及少许中性粒细胞浸润，可见"肾小球集中"现象。

讨论：

1. 根据病史，分析患者 8 年前可能患有何种肾脏疾病？

2. 患者血压明显升高，与肾脏疾病是否有关系？试分析水肿发生的原因是什么？

3. 分析患者 8 年来肾脏疾病是如何发生发展的？根据尸检结果，死者肾脏疾病的病理类型是什么？

（苑光军、于丹）

第十章　传染病 ▷▷▷

病例一

第一幕

患者，女，40 岁，农民。

主诉：反复咳嗽、咳痰 5 年，加重伴咯血 1 个月余。

现病史：患者 5 年前因受凉后出现低热、咳嗽、咳白色黏痰，体重逐渐下降，至当地医院检查，胸片示"右侧锁骨下见边缘模糊云絮状阴影"。给予肌注链霉素 1 个月，口服利福平、雷米封 3 个月（具体用量不详）后，症状减轻，遂自行停药。此后反复咳嗽，咳少量白痰，劳累后加重，未再复查胸片。1 个多月前，患者咳嗽、咳痰症状加重，大咯血 1 次（约 300 mL），咯血后体质衰弱，并反复出现低热、乏力、盗汗、胸痛及腹痛，交替出现腹泻和便秘，为求进一步治疗收住入院。

既往史：否认高血压、糖尿病、冠心病等慢性病史，否认肝炎、伤寒等传染病病史，否认外伤、手术、输血及药物过敏史。否认烟酒嗜好。

家族史：无家族性遗传病史。

讨论：

1. 试述引起患者反复"咳嗽、咳痰，伴低热、乏力、盗汗、胸痛、腹痛"的可能病因。

2. 患者 5 年前最可能患有何种疾病？其致病因素是什么？感染途径是什么？其依据是什么？

3. 你认为还需要对患者进行哪些方面的检查？各项检查的意义分别是什么？

第二幕

体格检查

T：38.2 ℃；P：94 次/分；R：22 次/分；BP：130/86 mmHg。

神志清，慢性病容，形体消瘦。肤色苍白，全身无皮疹，皮肤巩膜无黄染，浅表淋巴结未触及，气管居中。心界不大，心率 94 次/分，律齐，无杂音。双肺满布湿性啰音。腹略膨隆，触诊呈揉面感，肝、脾未触及，移动性浊音阳性，四肢及脊柱正常。生理反射存在，病理反射未引出。

辅助检查

实验室检查：血常规示 HGB 110 g/L；WBC 8.3×10^9/L；NEUT% 70%；LYM% 24%；PLT 220×10^9/L。ESR 90 mm/h；尿常规：尿蛋白（-）。痰涂片检查：抗酸杆菌（+）。

X 线检查：双侧肋膈角变钝，双肺内散在纤维条索影及大小不等结节影，边界模糊；右上肺见一形状不规则的厚壁空洞影，边缘模糊，直径约 3.5 cm。

讨论：

1. 依据主诉、体格检查和辅助检查结果，患者的诊断是什么？其诊断依据是什么？

2. 该患者初次患病与再次患病的病原微生物来源是否相同？该患者 5 年前和本次发病是初次感染还是再次感染？本次发病与 5 年前病变有何关系？

3. 该疾病可累及哪些脏器？最常见于什么部位？本病例各部位病变有何联系？

4. 该疾病肺部的初次感染与再次感染后病变特征有何区别？肺部再次感染后，根据其病变特征如何分型？该患者两次发病分别属于哪种类型？依据是什么？二者之间有何联系？

5. 简述空洞形成的过程及可能出现的并发症。

6. 患者本次就诊时的临床表现和检查结果，说明疾病较 5 年前发生了什么变化？

7. 试述继发性肺结核病的发生发展过程和转归规律。

第三幕

治疗经过：入院后给予肌注链霉素，口服利福平、异烟肼、吡嗪酰胺，于入院第 5 天，患者剧烈咳嗽伴大咯血（约 1000 mL），经抢救无效死亡。

尸检摘要：中年女尸，身长 168 cm，全身苍白，消瘦。胸腔、腹腔内均可见较多量积液，喉头黏膜及声带粗糙。肺与胸壁广泛粘连，两肺胸膜增厚，右上肺见一形状不规则厚壁空洞，直径约 3.5 cm，双肺各叶均见散在大小不一的灰黄色干酪样坏死灶。肠系膜表面见散在灰白色点状病变及肿大淋巴结；回肠下段肠壁增厚，见多处带状溃疡，边缘鼠咬状，溃疡长轴与肠管长轴垂直。光镜下，以上病变处均见结核肉芽肿及干酪样坏死，回肠下段溃疡周围肠黏膜可见息肉状增生。

讨论：

1. 患者死亡的可能直接原因是什么？

2. 结合尸体解剖所见，本病病理诊断是什么？试述其光镜下病理变化特征。

3. 患者胸腔、腹腔内出现大量积液的病理学基础是什么？可引起生前哪些症状、体征及异常检查结果？

4. 患者腹部触诊"揉面感"的原因是什么？交替出现腹泻和便秘的病理学基础是什么？

5. 患者 5 年前和本次入院就诊在治疗上是否存在不足之处？

病例二

第一幕

患儿，男，8 岁。

主诉：高热、头痛 2 天，神志模糊伴皮肤淤点、淤斑 1 天。

现病史：患儿于 2 天前无明显诱因出现高热，体温最高达 40.5 ℃；伴畏寒、寒战，头痛，精神萎靡，喷射性呕吐 2 次。次日高热不退，神志逐渐模糊，手臂、胸、腹及下肢等处出现淤点、淤斑，遂急诊收住入院。

既往史：无胃病等病史，无药物过敏史。所在学校有类似患者出现。疫苗接种史不详。

家族史：无家族性遗传病史。

讨论：

1. 分析引起患儿高热、头痛、喷射性呕吐，以及神志模糊伴皮肤淤点、淤斑的可能病因。

2. 患儿最可能患有何种疾病？所在学校有类似患者出现，提示该病有什么特点？其发生与季节有无关系？

3. 你认为需要对患儿进行哪些方面的检查？各项检查的意义分别是什么？

第二幕

体格检查

T：39.8 ℃；P：155 次/分；R：30 次/分；BP：76/50 mmHg。

神志模糊，烦躁不安，急性病容。皮肤巩膜无黄染，浅表淋巴结未触及，面部、胸腹部及上下肢见大小不一的红色、紫红色淤点和淤斑。瞳孔等大等圆，对光反射存在，颈项有抵抗感，气管居中。呼吸困难，节律不整，双肺满布湿性啰音。心律齐，未闻及病理性杂音。腹软，无压痛及反跳痛。肝于肋下 3 cm、剑突下 2 cm 可触及，无压痛，移动性浊音阴性。神经系统检查：四肢肌张力正常，腹壁反射存在，腱反射亢进，Babinski 征、Kernig 征、Brudzinski 征均阳性。

辅助检查

实验室检查：血常规示 WBC $16.0×10^9$/L；NEUT% 78%；RBC $3.56×10^{12}$/L；HGB 90 g/L。CT 14 分钟。

讨论：

1. 依据主诉、体格检查和辅助检查结果，患儿的诊断是什么？其诊断依据是什么？

2. 该病的致病因素是什么？其传染途径是什么？

3. 患儿做何种检查对疾病诊断最有价值，可能有何改变？

4. 双肺满布湿性啰音提示患儿有何病理变化？与脑部病变有何联系？该病是如何

发生发展的？

5. 喷射状呕吐的病理学基础是什么？

6. 患儿为什么会出现凝血时间延长？有何提示意义？

7. 何谓淤点、淤斑？患儿皮肤为何会出现淤点、淤斑？

8. 患儿所患疾病如何分型？该患儿属于什么类型？其依据是什么？

第三幕

治疗经过：入院后积极抢救，全身皮肤黏膜淤斑逐渐扩大连成片，口腔黏膜、牙龈等处出现淤斑，血压降至 52/30 mmHg，终因病情严重抢求无效，于次日清晨死亡。家属拒绝尸检。

讨论：

1. 若进行尸检，可能有哪些发现？尤其是脑部会有什么病变？

2. 患者死亡的主要原因可能是什么？

病例三

第一幕

患者，男，20 岁。

主诉：发热、头痛、腹泻 10 天，皮疹伴神志恍惚 3 天。

现病史：患者 10 天前无明显诱因出现发热、咽痛，体温最高达 40.4 ℃，在当地医院按"上呼吸道感染"给予抗感染治疗（磺胺、青霉素），病情无缓解。随后持续高热伴头痛，食欲减退，腹胀、腹泻（黄色稀便），右下腹隐痛。3 天前，胸部出现数个玫瑰色皮疹；伴神志恍惚，目光呆滞，表情淡漠，反应迟钝，为求明确诊治收住入院。询问病史得知，发病时与患者在同一食堂进餐的同伴中有 10 人出现类似症状。

既往史：既往体健，无传染病病史及食物、药物过敏史，预防接种情况不详。

家族史：无家族性遗传病史。

讨论：

1. 患者最可能患有何种疾病？

2. 患者同伴有 10 位同时患病，提示该病具有什么特点？其致病因素是什么？其传播途径是什么？其是如何发生发展的？

3. 你认为需要对患者进行哪些方面的检查？各项检查的意义分别是什么？

第二幕

体格检查

T：39.6 ℃；P：86 次/分；R：18 次/分；BP：90/60 mmHg。

神志恍惚，表情淡漠，急性热病容，前胸及后背见 3 颗米粒大小的压之褪色的玫瑰色皮疹。双侧瞳孔等大等圆，对光反射存在。双颌下及右腹股沟浅表淋巴结触及肿大，质软，可活动，有压痛。心率 86 次/分，律齐，心脏各瓣膜听诊区未闻及病理性杂音，无心包摩擦音。双肺叩诊清音，呼吸音略粗，未闻及干、湿性啰音。腹平，右下腹轻压痛，无反跳痛，移动性浊音阴性。肝于右肋下 2 cm 可触及、质软、无压痛，脾于左肋下 1 cm 可触及。神经系统检查未见异常。

辅助检查

实验室检查：血常规示 RBC $3.5×10^{12}$/L；HGB 110 g/L；WBC $2.4×10^{9}$/L；LYM% 67%；NEUT% 20%；嗜酸性粒细胞消失；PLT $125×L0^{9}$/L。尿常规：蛋白（+）；肥达反应：抗"O" 1∶120，抗"H" 1∶200。结核相关检查均为阴性。骨髓涂片：感染性骨髓象（骨髓象中见戒指细胞）；大便潜血试验（+）；血涂片：疟原虫（−）。

腹部 B 超检查：提示肝脾肿大。

胸部 X 线检查：正常。

讨论：

1. 依据主诉、体格检查和辅助检查结果，患者的诊断是什么？其诊断依据是什么？

2. 该疾病的病变部位在何处？病变性质是什么？其光镜下病理变化特征是什么？

3. 该疾病最明显的病变部位是什么？根据其病理变化特征如何分期？各期病理变化特征及可能出现的临床表现各是什么？

4. 患者为什么出现皮疹？该皮疹有什么特征？

5. 患者肝脾为何肿大？外周血红细胞、白细胞为什么会减少？

6. 本病的并发症有哪些？

第三幕

治疗经过： 入院后给予头孢拉定抗感染、补充糖盐水及维生素等支持治疗，配合流质饮食，物理降温，传染病常规护理。1 周后体温有所下降，波动于 37.5～40 ℃；2 周后体温恢复正常，其余各种症状逐渐缓解。住院第 26 天，患者状态良好而出院。

讨论：

1. 该疾病会复发吗？

2. 患者出院后应注意什么？

病例四

第一幕

患者，男，28 岁。

主诉： 咳嗽、低热、盗汗 1 年，加重半月，呼吸困难、咯血 1 天。

现病史： 患者 1 年前无明显诱因出现咳嗽、咳痰，偶尔痰中带血丝，伴午后低热、盗汗、纳差，曾就诊于当地医院，给予异烟肼、利福平、乙胺丁醇治疗 6 个月，病情有所缓解后自行停药。半月前患者因受凉感冒后出现咳嗽、咳痰及盗汗症状加重，伴发热、胸痛及乏力；1 天前因呼吸困难及大量咯血而入院治疗。

既往史：20 年前曾患过肺结核，经住院抗结核治疗后痊愈出院。否认肝炎等其他传染病病史。否认输血及血制品使用史；否认药物及食物过敏史。预防接种史不详。生活规律，吸烟（10 支/天）、饮酒史 10 年（100 mL/d）。

家族史：否认家族遗传病史。

讨论：

1. 患者可能患有何种疾病？其诊断依据有哪些？

2. 患者为何会出现咳嗽、咳痰、低热、盗汗等症状？患者出现胸痛、呼吸困难、咯血等症状说明什么？

3. 继发性肺结核病的发生原因和可能机制是什么？

4. 你认为需要对患者进行哪些方面检查？各项检查的意义分别是什么？

第二幕

体格检查

T：38.2 ℃；P：96 次/分；R：28 次/分；BP：120/80 mmHg。

神志清楚，精神欠佳，急性病容，形体消瘦。面色潮红，口唇发绀，咽部充血，巩膜无黄染。气管居中，颈部浅表淋巴结可触及。双侧胸廓对称，听诊呼吸音减弱，右肺较明显，双肺布满湿性啰音。叩诊心界不大，心率 96 次/分，律齐，各瓣膜听诊区未闻及病理性杂音。腹平软，肝脾未触及，四肢及脊柱正常。肛门及外生殖器未见异常。生理反射存在，病理反射未引出。

辅助检查

实验室检查：血常规示 WBC 6.2×10^9/L；NEUT% 68%；LYM% 28%；RBC 4.5×10^{12}/L；HGB 125 g/L；PLT 250×10^9/L。PPD 试验（+）；痰涂片及细菌培养：检测到大量抗酸染色阳性分枝杆菌。

胸部 X 线检查：右肺上叶见一大小约 3.5 cm×5.5 cm 厚壁空洞，其周围见条索状阴影及小斑片状高密影，病灶边缘模糊，右肺门血管扭曲，双下肺透光度增加，并见散在沿支气管走行的小斑片影。

讨论：

1. 结合本病例，解释继发性肺结核病与原发性肺结核病有何不同？

2. 继发性肺结核病有哪些类型？各类型有何特征？本病例属哪种类型？

3. 试述光镜下结核性肉芽肿的形态特征。

第三幕

治疗经过：入院后行右上肺叶切除手术，并给予抗结核等对症及支持治疗。入院 20 天，患者症状好转，家属同意出院。

病理检查： 右肺上叶手术切除标本：肺上部有一 5.5 cm×3.5 cm 大小空洞，空洞壁厚 0.5～1.8 cm，边界不清，与一支气管相连，并见较大血管受侵蚀。空洞下方见新旧不一、大小不等的灰白色病灶。部分肺组织质地变硬，胸膜明显增厚。光镜下见结核性肉芽肿及干酪样坏死物。

讨论：

继发性肺结核病是否需要特殊治疗？如果该病例不治疗，其转归如何？

病例五

第一幕

患儿，男，2 岁。

主诉： 咳嗽、咽痛 3 天，加重伴高热、呕吐、抽搐 1 天（病史由家属代诉）。

现病史： 患儿 3 天前无明显诱因出现咳嗽、咽痛，伴鼻塞及分泌物增多，服用山楂丸及感冒药，病情无明显好转。1 天前上述症状加重，同时出现高热、反复喷射性呕吐，并抽搐、烦躁不安、哭闹不止，遂急诊入院。

既往史： 否认结核病史，否认药物过敏史。

个人史： 第 1 胎第 1 产，足月顺产，生后无窒息，母乳喂养。预防接种过卡介苗、白百破疫苗、脊髓灰质炎疫苗。

家族史： 父母体健，否认家族性遗传病史及传染病病史。

讨论：

1. 患儿可能患什么疾病？其诊断依据有哪些？

2. 该疾病发生原因是什么？病原体是如何进行传播的？病原体主要定位于何处？该疾病主要病变性质是什么？该病的发生是否与季节有关？

3. 患儿出现烦躁不安、抽搐、喷射性呕吐等临床表现说明了什么？

4. 你认为需要对患儿进行哪些方面的检查？各项检查的意义分别是什么？

第二幕

体格检查

T：39.8 ℃；P：138 次/分；R：30 次/分；BP：110/75 mmHg。

神志模糊，急性热病容，面颊潮红。前囟膨出，角弓反张。颈部有抵抗感，咽部充血，扁桃体不大，浅表淋巴结未触及。巩膜无黄染，胸背部皮肤见多个散在大小不等的淤点和及淤斑。呼吸急促，双肺下野闻及少许湿性啰音。心率 138 次/分，律齐，叩诊心界不大，心脏各瓣膜听诊区未闻及病理性杂音。腹软，肝于右肋下 1 指、剑突下 2 指可触及，脾轻度肿大，移动性浊音阴性。脊柱、四肢无畸形，Kering 征和 Brudzinski 征均阳性。

辅助检查： 血常规示 WBC 16.4×10⁹/L；NEUT% 85%；LYM% 16%；RBC 4.0×

10^{12}/L；HGB 124 g/L；PLT $210×10^9$/L。尿常规及大便常规正常；脑脊液检查：淡黄色、浑浊，压力升高为 268 mmH$_2$O，细胞数 $0.025×10^9$/L，总蛋白 1400 mg/L，糖 0.82 mmol/L，氯化物 108 mmol/L；背部淤点采血涂片：革兰染色阴性双球菌。血液、脑脊液细胞培养：脑膜炎奈瑟菌生长。

讨论：

1. 该疾病如何分型？该患者属于哪种类型？
2. 试述该疾病的发病机制及发生发展过程。
3. 该疾病出现角弓反张、颈部抵抗体征、Brudzinski 征及 Kernig 征均阳性的病理变化基础是什么？
4. 本病与乙脑如何进行鉴别？其鉴别要点有哪些？

第三幕

治疗经过： 入院后给予纠正水、电解质紊乱及酸中毒，大量抗生素及激素抗感染治疗，体温一度降至正常。但患儿仍逐步进入昏迷状态，血压波动显著，入院后 58 小时胸背部淤点和淤斑明显增多，并融合成大片状，四肢厥冷，血压下降，抢救无效死亡。

尸解摘要： 男尸，身长 86 cm，躯体呈角弓反张状，皮肤多部位大片状青紫、淤斑。

脑：大脑表面血管高度扩张、充血，蛛网膜下腔较多灰黄色脓性渗出物并覆盖脑沟、脑回。脓性渗出物在脑表面沿血管分布，严重部位脑结构模糊不清，并累及大脑凸面矢状窦及脑底部视神经交叉。两侧脑室轻度扩张。光镜下：脑实质内小静脉淤血，其余病变不明显，蛛网膜下腔见大量中性粒细胞浸润，以顶叶、额叶及两侧颞叶为重。

肾上腺：双侧肾上腺出血。

肺：双肺下叶散在灰白色病灶，光镜下见肺泡腔充满中性粒细胞。

心：大体观察无明显改变，光镜下心肌横纹消失。

肝：体积轻度增大，光镜下肝细胞体积增大，胞质疏松，部分可见空泡。

肾：体积轻度增大，色暗红。

光镜下，以上脏器间质毛细血管内见散在纤维素性血栓，肾脏皮质尤甚。

讨论：

1. 尸检所见各器官病理变化间有何关联？
2. 该疾病可出现哪些并发症？
3. 该患儿的直接死因是什么？

病例六

第一幕

患者，男，35 岁。

主诉： 高热、腹痛、黏液脓血便 2 天。

现病史：患者 2 天前因不洁饮食后突发高热，体温达 39 ℃，畏寒，无寒战；伴阵发性下腹痛，左下腹明显。腹泻，10 余次/天，里急后重，黏液脓血便，以脓为主，无特殊恶臭味，无恶心呕吐。曾至附近医院检查大便，见多数脓细胞。经口服诺氟沙星及退热药后病情好转，但仍有左下腹不适及黏液脓血便，为求进一步治疗收住入院。

既往史：既往体健，否认慢性腹泻史，否认药物过敏史，否认疫区接触史。

家族史：否认家族性遗传病史。

讨论：

1. 患者可能患有什么疾病？其主要诊断依据是什么？

2. 该疾病的病因是什么？其传播途径是什么？该致病菌最容易侵犯什么部位？其发病受哪些因素影响？

3. 该患者出现腹痛、腹泻、黏液脓血便的病理变化基础是什么？

4. 你认为需要对患者进行哪些方面检查？各项检查的意义分别是什么？

第二幕

体格检查

T：38.2 ℃；P：86 次/分；R：20 次/分；BP：120/80 mmHg。

神志清楚，精神欠佳，急性病容。全身皮肤无皮疹及出血点，浅表淋巴结未触及，巩膜无黄染，口唇无发绀，气管居中，甲状腺未及肿大，未见颈静脉充盈。双肺呼吸音清，未闻及啰音。心界无扩大，心律齐，未闻及病理性杂音。腹平软，下腹部有压痛，左下腹尤甚，无肌紧张及反跳痛，未触及肿块，肝脾未触及。移动性浊音阴性，肠鸣音稍活跃，下肢无水肿。

辅助检查：血常规示 WBC $11.4×10^9$/L；NEUT% 78%；LYM% 21%；RBC $4.2×10^{12}$/L；HGB 109 g/L；PLT $210×10^9$/L。尿常规无异常；大便常规：无粪质、量少、色鲜红，为黏液脓血便，无明显臭味。镜检：大量脓细胞及红细胞，偶见成堆脓球。WBC 80~100/HP；RBC 100~300/HP。细菌培养：多次大便培养检出革兰阴性杆菌，特异性血清凝集反应定型为福氏菌感染。

讨论：

1. 该疾病病变性质是什么？有哪些类型？本病例属于哪型？各型病理变化有何特征？

2. 该疾病与阿米巴痢疾如何鉴别？各有何病变特点？

第三幕

治疗经过：给予口服痢特灵、黄连素等治疗，2 天后症状消失而出院。

讨论：

1. 试分析该疾病的发生发展过程。

2. 该疾病的防治应从哪些方面着手进行？

病例七

患者，男，1 岁。

主诉：发热 4 天，加重伴抽搐 2 天（病史由家属代诉）。

现病史：患儿 4 天前出现发热，体温最高达 38.3 ℃，家长自行给患儿口服阿莫西林、小儿感冒冲剂 2 天，病情未见好转。2 天前体温突然升高至 40 ℃，出现嗜睡及抽搐 1 次、喷射状呕吐数次，遂入院就诊。

既往史：接种过卡介苗、脊髓灰质炎疫苗，未接种乙脑、流脑疫苗。

个人史：无特殊。

体格检查

T：39.5 ℃；P：136 次/分；R：29 次/分；BP：110/70 mmHg。

体重 12 kg。发育正常，营养中等，呈昏睡状，精神差。面色苍白、皮肤弹性欠佳，颈部有轻微抵抗感。咽部充血，呼吸急促，呼吸音略粗，双肺底闻及细小湿性啰音。神经系统检查：腱反射亢进，Babinski 征、Kernig 征及 Brudzinski 征均阳性。

辅助检查

实验室检查：血常规示 WBC 11.0×10^9/L；NEUT% 70.6%；LYM% 29%。脑脊液检查：脑脊液无色透明，压力增高。WBC 100×10^9/L；NEUT% 68%；LYM% 32%。糖、氯化物正常。

颅脑 CT 检查：双侧额叶及颞叶多发斑片状低密度影，边缘模糊。双侧脑沟、脑裂结构消失，灰白质对比模糊不清，双侧脑室轻度受压变窄，大脑中线结构居中（弥漫性脑水肿）。

治疗经过：入院后给予抗生素抗感染、甘露醇降颅压、阿昔洛韦抗病毒、胞磷胆碱+脑活素营养脑神经，配合针灸、吸氧等对症治疗。住院第 45 天复查 CT 示额叶及双侧颞叶见多发性、小斑片状低密度影，边界清楚，余脑实质（-）。住院第 60 天后，病情好转出院。

讨论：

1. 患者入院时，首先应考虑为何种疾病？其依据是什么？

2. 该疾病病因是什么？其病原体经何种途径进行传播？发病与季节有无关联？

3. 该疾病病变部位在何处？病原体是如何到达病变部位的？该病主要病变特征是什么？

4. 该病与何种疾病进行鉴别？如何鉴别？

病例八

患儿，女，4 岁。

主诉：发热、咳嗽、盗汗 1 个月余，加重伴昏迷、抽搐 2 小时（病史由家属代诉）。

现病史：患儿 1 个多月前无明显诱因出现咳嗽、发热，体温 38 ℃，并伴夜间盗汗、疲乏无力、食欲下降等症状，曾服用感冒药和抗生素，无明显好转，但未引起家长重视。体温时有升高至 39 ℃。2 小时前，咳嗽症状加重，并出现气促、嗜睡，进而呼吸困难，昏迷、抽搐，急诊入院。

既往史：既往体健。

家族史：其母曾患肺结核。

体格检查

T：39.2 ℃；P：120 次/分；R：30 次/分；BP：120/80 mmHg。

营养差，形体消瘦，急性病容，神志模糊。面颊潮红，口唇发绀。颈部有抵抗感。呼吸急促，双肺上、中部闻及细小湿性啰音。心率 125 次/分，律齐。腹平软，肝于右肋下 2 cm、剑突下 3 cm 可触及。神经系统检查：Babinski 征、Kering 征、Brudzinski 征均阳性。

辅助检查

实验室检查：血常规示 WBC $11×10^9$/L；NEUT% 70%；LYM% 26%；RBC $3.5×10^{12}$/L；HGB 85 g/L；PLT $150×10^9$/L。PPD 试验（+）。

胸部 X 线检查：双肺见弥漫分布、直径 0.5～1.0 cm、密度均匀阴影。右肺上叶下部近胸膜处见一哑铃状阴影。

治疗经过：入院后经抗结核及对症处理，病情未见缓解，12 小时后病情恶化，经抢救无效死亡。

尸检摘要：女尸，身长 95 cm，营养状况差。双肺见弥漫分布、直径 0.5～1.0 cm、质地均匀粟粒状病灶。右肺上叶下部近胸膜处见核桃大小、灰白色干酪样坏死灶，肺门见多个肿大淋巴结。光镜下，干酪样坏死物周围见结核性肉芽肿及淋巴细胞浸润。蛛网膜下腔出现大量灰黄色浑浊胶冻样渗出物，颅底部视神经交叉附近及脑桥、小脑、大脑外侧裂等处软脑膜表面渗出物浑浊或呈半透明状。颅底部、渗出物聚集处及血管周围见散在多数圆形小结节，光镜下观察主要为结核性肉芽肿。肝、脾、肾等器官见均匀分布、直径 0.5～1.0 cm、密度均匀粟粒状病灶，光镜下均为结核性肉芽肿。

讨论：

1. 患儿可能患有何种疾病？其诊断依据是什么？

2. 该疾病的病原体是什么？其主要传播途径有哪些？初次感染与再次感染病原体的来源是否相同？病变特征有何区别？

3. 患儿的直接死因是什么？该病发展到脑损伤的现象，临床是否多见？为什么？

病例九

患者，女，22 岁。

主诉：腹痛、腹泻、发热 7 天，加重伴恶心呕吐、解柏油样便 1 天。

现病史：7 天前无明显诱因出现腹痛、腹泻、发热伴咽痛；大便每天 5～6 次，黄色稀便，偶尔有黏液；体温最高达 40.4 ℃，热型不规则。曾在当地医院给予磺胺、青霉素抗感染治疗，病情未见缓解。患者持续发热伴头痛，右下腹隐痛，腹胀、腹泻，同时，胸前出现红色皮疹。1 天前上述症状加重，伴恶心呕吐、柏油状黑便，急诊入院。

既往史：4 年前曾患血吸虫病，治疗后痊愈。

体格检查

T：39.8 ℃；P：75 次/分；R：20 次/分；BP：110/80 mmHg。

神志恍惚，表情淡漠，急性热病容。胸、腹及背部皮肤可见数个淡红色小斑丘疹，按压后退色、松手后复现。双颌下及右腹股沟浅表淋巴结可触及，质软，活动，无压痛。腹平软，右下腹部有压痛，肝脏右肋下约 2 cm、脾脏左肋下约 1 cm 可触及，质软有压痛。

辅助检查

实验室检查：肥达反应中抗"O"1：120，抗"H"1：200。骨髓涂片：为感染性骨髓象。细菌培养：沙门杆菌（伤寒杆菌）细菌培养阳性。尿液检查：尿蛋白（++），尿培养为阴性。粪便检查见少许白细胞及脓细胞，伤寒杆菌培养（+），潜血试验（+）。结核相关检查均阴性。

腹部 B 超检查：提示肝、脾肿大。

治疗经过：入院后对症处理、降温、胃肠外营养支持、抗感染等治疗，5 天后体温逐渐下降，10 天后患者体温恢复正常、各种检查指标均阴性，17 天后粪培养阴性，患者情况良好出院。

讨论：

1. 患者所患疾病的诊断是什么？其依据是什么？

2. 该疾病具有病理诊断价值的特征性病变是什么？在光镜下有何形态变化？

3. 该疾病的肠道病变发展过程可分为几期？各期病理变化特点是什么？会有哪些临床表现？

4. 该疾病出现持续性高热、腹泻、相对缓脉、皮肤丘疹的病变基础是什么？

病例十

患儿，男性，11 岁。

主诉：头痛、呕吐 4 天，加重伴抽搐、神志不清 1 天（病史由家属代诉）。

现病史：4 天前无明显诱因出现头痛、呕吐症状，伴发热（体温最高至 38.7 ℃）；1 天前上述症状加重，并出现抽搐，神志不清。急诊收住入院。

既往史：2 岁诊断为"血友病"。3 岁出现"脑出血"，至 5 岁后才逐渐恢复，6 岁起多次输Ⅷ因子浓缩制剂，9 岁抽血检测 HIV-1 呈阳性，10 岁开始食欲减退、消瘦、关节及齿龈出血次数增多。

体格检查

T：37.5 ℃；R：29 次/分；P：120 次/分；BP：110/70 mmHg。

深昏迷状态；头部无外伤，皮肤无出血，两侧瞳孔不等大。经紧急治疗无效死亡，5 小时后行尸检。

尸检摘要：多数淋巴结滤泡萎缩、消失，淋巴窦内见吞噬红细胞的巨噬细胞，少数淋巴结皮质滤泡扩大，但境界不清，周围小淋巴细胞套消失。脾脏淋巴滤泡扩大，玻璃样物质沉着，细胞明显减少。阑尾淋巴组织萎缩或消失。胸腺皮质和髓质网状上皮细胞明显增多，皮质淋巴细胞减少。髓质哈氏小体多而明显。肺部小支气管周围和肺泡间隔淋巴细胞浸润。细支气管腔、管壁及周围肺组织内有大量细菌和霉菌。脑右侧额叶和顶叶硬脑膜下有血肿 2 处，大小分别为 3 cm×2 cm 和 5 cm×3 cm。右侧颞叶和顶叶交界处有胶质疤痕一处，大小 6 cm×5 cm。病变淋巴结病理切片做 UCHL-1、CD43、CD3 三种 T 细胞抗体染色，发现淋巴结绝大多数淋巴细胞为 T 细胞。残留滤泡生发中心浸润的小淋巴细胞为 T 细胞。CD20（+）细胞（B 细胞）则明显减少。

讨论：

1. 患儿非遗传性疾病的病原体来源于哪里？该病原体通过什么途径进行传播？该疾病的发病机制、临床表现及分期各是什么？

2. 该传染性疾病的诊断标准有哪些？

3. 患儿所患传染性疾病是什么？其诊断依据有哪些？

病例十一

患儿，女，6 岁。

主诉：腹痛、腹泻 9 天，伴发热、脓血便 7 天。

现病史：患儿 9 天前跌入粪坑后，出现持续性腹痛、腹泻，每天大便次数在 10 次以上。2 天后开始发热，解黏液脓血便，具有腥臭味，口服止泻及退热药后效果不佳，为求明确诊治收住入院。

既往史：无特殊。

体格检查

T：38 ℃；P：90 次/分；R：28 次/分；BP：110/70 mmHg。

精神萎靡，发育正常，营养中等。全身皮肤黏膜无苍白、黄染及出血点，浅表淋巴结未及肿大。呼吸音清，未闻及明显干湿性啰音。心率 90 次/分，律齐，未闻及病理性杂音。全腹有轻压痛，脐中触及肠样肿块，可移动。四肢肌力、肌张力正常，双下肢无水肿，神经系统检查无异常。

辅助检查：粪便检查可见 RBC 少量及巨噬细胞 0~3/HP。

治疗经过：入院后用青链霉素治疗，次日大便呈果酱色，腹痛加重，出现全腹痛伴肌紧张。行剖腹术探查，右下腹见一炎性肿块，盲肠见 3 cm×2 cm 穿孔病灶，阑尾已坏疽脱落，术后未用抗阿米巴药物治疗，手术后 46 小时因治疗无效死亡。

尸检摘要：腹腔右侧见散在小脓肿 20 余处。结肠、空肠、回肠均见溃疡，结肠溃疡多且深。镜检在黏膜下找到阿米巴原虫。

讨论：

1. 请给出案例的病理诊断和诊断依据。

2. 该疾病出现腹痛、腹泻、脓血便的病理变化基础是什么？

3. 该病的发生机制和病理变化分别是什么？

病例十二

患者，男，22 岁。

主诉：右腹股沟包块伴发热 2 个月。

现病史：患者 2 个月前发现右腹股沟包块，约蚕豆大小，质软，可推动，无疼痛；皮肤表面无红肿。伴有发热，体温最高达 38.6 ℃。曾在当地医院就诊，给予"头孢他啶"抗感染治疗，效果差。发热反复，同时包块逐渐增大，为求进一步诊治而入院。

既往史：无特殊。

体格检查

T：37.5 ℃；P：96 次/分；R：22 次/分；BP：108/57 mmHg。

双侧颈部、腋下、腹股沟分别触及数枚肿大的淋巴结，边界清，直径 0.5～1 cm。右腹股沟区触及 5 cm×3 cm 包块，活动度差，有压痛；皮肤表面无红肿、发热。咽部无充血，扁桃体无肿大。双肺未闻及干、湿性啰音；心率 96 次/分，律齐。脊柱未见异常，右下肢活动受限。生理反射存在，病理反射未引出。

辅助检查

实验室检查：血常规示 WBC 7.35×10^9/L；NEUT% 61.2%；LYM% 23.6%；ESR 38 mm/h。肝功能：ALT 37 U/L；AST 35 U/L；ALB 28.2 g/L；GLB 26.3 g/L。

X 线检查：右上肺见陈旧结核灶。

治疗经过：入院后行右腹股沟包块切除术。病理检查结果：右腹股沟淋巴结结核。经抗结核、换药、对症支持治疗，患者 3 个月后病情好转出院。

讨论：

1. 患者可能患有何种疾病？其诊断依据是什么？

2. 该疾病的致病菌及感染途径是什么？初次患病与再次患病是否相同？

3. 如果患者未得到系统治疗，该疾病的转归如何？

（方艳、应小平、高维娟）

附录 常见指标正常参考值 ▷▷▷▷

1. 血常规

项目	缩写词	正常参考值
血红蛋白	HGB	新生儿：170~200 g/L 成年男性：120~160 g/L 成年女性：110~150 g/L
红细胞	RBC	新生儿：$(6.0\sim7.0)\times10^{12}/L$ 男性：$(4.0\sim5.5)\times10^{12}/L$ 女性：$(3.5\sim5.0)\times10^{12}/L$
红细胞压积	HCT	男性：40%~50% 女性：35%~45%
白细胞	WBC	$(4.0\sim10)\times10^{9}/L$
淋巴细胞	LYM	$(1.1\sim3.2)\times10^{9}/L$
中性粒细胞比值	NEUT%	50%~70%
淋巴细胞比值	LYM%	20%~40%
单核细胞比值	MONO%	3%~8%
嗜酸粒细胞比值	EO%	0.5%~5%
血小板计数	PLT	$(100\sim300)\times10^{9}/L$

2. 尿常规

项目	缩写词	正常参考值
酸碱度	pH	4.6~8.0
比重	SG	1.015~1.025
尿蛋白	PRO	阴性
尿糖	GLU	阴性
红细胞（高倍视野）	RBC-M	<3/HP
白细胞（高倍视野）	WBC-M	<5/HP
尿隐血	BLD	阴性
红细胞畸形率	EMR	<5%

续表

项目	缩写词	正常参考值
尿亚酸盐	NIT	阴性
酮体	KET	阴性
尿胆原	UBG	<16
尿胆红素	BIL	阴性
24 小时尿量		400~2000 mL/24h
24 小时尿蛋白定量		0~0.15 g/24h

3. 电解质相关指标

项目	缩写词	正常参考值
钠	Na^+	135~145 mmol/L
钾	K^+	3.5~5.5 mmol/L
氯	Cl^-	96~106 mmol/L
磷	P^-	1.29~1.94 mmol/L
钙	Ca^{2+}	2.1~2.6 mmol/L
二氧化碳结合力	CO_2CP	22~31 mmol/L
阴离子间隙	AG	8~16 mmol/L

4. 血气分析

项目	缩写词	正常参考值
酸碱度	pH	7.35~7.45
动脉血二氧化碳分压	$PaCO_2$	35~45 mmHg
动脉血氧分压	PaO_2	80~100 mmHg
实际碳酸氢根离子	HCO_3^-	22~27 mmol/L
碱剩余	BE	−2.3~+2.3 mmol/L
动脉血氧饱和度	SaO_2	95%~100%

5. 心肌酶谱

项目	缩写词	正常参考值
乳酸脱氢酶	LDH	104~245 U/L
天冬氨酸氨基转移酶	AST	0~40 U/L
α-羟丁酸脱氢酶	α-HBDH	72~182 U/L
肌酸激酶	CK	18.0~198.0 U/L

项目	缩写词	正常参考值
肌酸激酶同工酶	CK-MB	0~25 U/L
肌酸磷酸激酶	CPK	26~140 U/L
肌钙蛋白 T	cTnT	0~0.13 μg/L
肌钙蛋白 I	CTnI	0~1.68 μg/L

6. 肝功能

项目	缩写词	正常参考值
谷丙转氨酶	ALT	0~40 IU/L
谷草转氨酶	AST	0~40 IU/L
碱性磷酸酶	ALP	100~275 IU/L
γ-谷氨酰转肽酶	GTT	3~50 U/L
总胆红素	TBIL	0~17.1 μmol/L
直接胆红素	DBIL	0~7 μmol/L
间接胆红素	IBIL	0~10 μmol/L
总胆汁酸	TBA	0~10 μmol/L
总蛋白	TP	60~80 g/L
白蛋白	ALB	35~50 g/L
球蛋白	GLB	25~30 g/L
白/球比值	A/G	1.5~2.5
胆碱酯酶	CHE	620~1370 U/L

7. 肾功能

项目	缩写词	正常参考值
肌酐	Cr	53~106 μmol/L
尿素氮	BUN	1.7~8.1 mmol/L
尿酸	UA	208~428 μmol/L
内生肌酐清除率	CCr	80~120 mL/min
血清胱抑素 C	CysC	0.53~0.95 mg/L
非蛋白氮	NPN	20.0~35.0mg/dL

8. 血脂

项目	缩写词	正常参考值
总胆固醇	TC	2.86~5.98 mmol/L
甘油三酯	TG	0.56~1.7 mmol/L
低密度脂蛋白	LDL-C	0~4.14 mmol/L
高密度脂蛋白	HDL-C	1.04~1.74 mmol/L
脂蛋白 a	Lpa	0~300 mg/L
载脂蛋白 A	apoA	1.01~1.99 g/L

9. 血糖

项目	缩写词	正常参考值
空腹血糖	GLU	3.9~6.1 mmol/L
餐后 2 小时血糖	2h-GLU	3.9~7.8 mmol/L
糖化血红蛋白	HbAlc	4%~6%

10. 甲状腺功能

项目	缩写词	正常参考值
游离三碘甲状原氨酸	FT3	3.1~6.8 pmol/L
游离甲状腺素	FT4	12~22 pmol/L
三碘甲状原氨酸	T3	1.3~3.1nmol/L
甲状腺素	T4	66~181 nmol/L
促甲状腺素	TSH	0.27~4.2 mIU/L

11. 甲状旁腺功能

项目	缩写词	正常参考值
全段甲状旁腺素	iPTH	17.3~72.9 pg/mL
甲状旁腺激素	PTH	15~65 pg/mL

12. 铁代谢

项目	缩写词	正常参考值
总铁结合力	TIBC	280~430 μg/dL
血清铁蛋白	SF	15~200 ng/mL
血清铁	Fe^{2+}	6.6~28.3 μg/dL
转铁蛋白	TRF	2.12~3.6 g/L

13. 乙肝六项

项目	缩写词	正常参考值
乙肝表面抗原	HbsAg	阴性
乙肝表面抗体	HbsAb	阴性或阳性
乙肝 e 抗原	HbeAg	阴性
乙肝 e 抗体	HbeAb	阴性
乙肝核心抗体	HbcAb	阴性
乙肝表面前 S1 抗原	Pre-S1	阴性

14. 免疫五项

项目	缩写词	正常参考值
补体 C_3	C_3	0.8~1.5 g/L
补体 C_4	C_4	0.2~0.6 g/L
免疫球蛋白 A	IgA	0.7~4 g/L
免疫球蛋白 G	IgG	0~16 g/L
免疫球蛋白 M	IgM	0.4~2.3 g/L

15. 风湿免疫筛查

项目	缩写词	正常参考值
类风湿因子	RF	0~15 IU/mL
抗链球菌溶血素 O	ASO	0~200 IU/mL
抗核抗体	ANA	阴性
抗双链 DNA 抗体	dsDNA	阴性
抗组蛋白抗体	AHA	阴性
抗 SSA 抗体	SSA	阴性
髓过氧化物酶-抗中性粒细胞胞浆抗体	MPO-ANCA	阴性
抗中性粒细胞胞浆抗体	ANCA	阴性

16. 其他化验指标

项目	缩写词	正常参考值
C 反应蛋白	CRP	<8 mg/L
血沉	ESR	0~15 mm/h

17. 凝血功能

项目	缩写词	正常参考值
凝血酶原时间	PT	11~13 秒
部分凝血活酶时间	APTT	31~43 秒
凝血酶时间	TT	16~18 秒
纤维蛋白原	FIB	2~4 g/L
国际标准化比值	INR	0.8~1.2 秒
凝血时间	CT	5~8 分钟
出血时间	BT	4.8~9 分钟
鱼精蛋白副凝试验	3P	阴性

18. 肿瘤标志物

项目	缩写词	正常参考值
甲胎蛋白	AFP	0~25 ng/mL
癌胚抗原	CEA	≤5 μg/L

19. 脑脊液检查

项目	缩写词	正常参考值
脑脊液压力		0~15 mmHg
脑脊液蛋白		0.20~0.45 g/L
细胞数		$<0.01 \times 10^9/L$
糖		3.89~5 mmol/L
氯化物		110~122 mmol/L

20. 结核病筛查

项目	缩写词	正常参考值
结核菌素试验	PPD	阴性

21. 前列腺液检查

项目	正常参考值
前列腺液卵磷脂小体	65%~100%

22. 肥达反应，即伤寒杆菌凝集试验

项目	正常参考值
抗"O"	<1：80
抗"H"	<1：160

23. 脏器指数

项目	正常参考值
心	234~334 g
左心室壁厚度	0.8~1.0 cm
右心室壁厚度	0.3 cm
肝	1230~1450 g
脾	120~180 g
肾	134~148 g
肺	800~1000 g
前列腺	18~20 g
肾上腺	4~5 g
胰	82~117 g
脑	1400 g